改訂第2版

これだけは知っておきたい
医療禁忌

診察・投薬・処置時の禁忌事項の根拠と対策

監修｜三宅祥三（武蔵野赤十字病院病院長）　編集｜長田　薫（武蔵野赤十字病院総合診療科部長）

羊土社

「羊土社メディカルON-LINE」へ登録はお済みですか？

羊土社編集部ではメールマガジン**「羊土社メディカルON-LINE」**にて，毎月1回(15日頃)，羊土社臨床系書籍の最新情報をはじめ，求人情報や学会情報など，役立つ情報をお届けしています．登録・配信は無料です．
まだ登録がお済みでない方は，今すぐレジデントノートホームページからご登録下さい！
また，**「羊土社メディカルON-LINEモバイル」**もございます．どうぞこちらもご利用ください！

レジデントノートホームページ　http://www.yodosha.co.jp/rnote/

▼羊土社臨床系書籍の内容見本，書評など，情報が充実！　▼わかりやすい分類で，ご希望の書籍がすぐに見つかります！
▼24時間いつでも，簡単にご購入できます！　▼求人情報・学会情報など役立つ情報満載！　　ぜひご活用ください!!

※バイオサイエンス系などその他の羊土社出版物の情報は羊土社ホームページ (http://www.yodosha.co.jp/) にてご覧下さい

改訂第2版 監修者の序

　2004年の2月に発行した本書の初版は，思いもかけずに好評で第4刷を重ねるまでになり，医療ミスをはじめとした医療の諸問題の関心の深さを改めて実感いたしました．この度，医療環境など様々な社会情勢の変化を鑑み，改訂版を発行することにいたしました．いくつかの追加事項，削除事項に加え，医師としての心構えや態度についても注意を喚起することで，医療に対する国民の信頼の回復や医療レベルの向上にも寄与できると考えました．

　今，日本の医療は大きな転換期にあります．改革の方向と手段を間違えると医療が崩壊する危険性を孕んでいます．現在の日本の医学教育や医療体制にも様々な問題点があり，現状では医師の偏在も社会問題になっております．その背景には様々な要因が考えられますが，将来は質の高い医師のみが必要とされるようになると思われます．質の高い医療を提供する良い医師が，患者と医療の専門家から選ばれるのは，いつの時代でも変わらないことではありますが，近年では医療機関全体の質が評価され，公表される時代となり，医療機関が淘汰される時代を迎えることは間違いないと考えております．

　また，医療界は患者の医療消費者としての権利意識の高まりにより，種々の問題が提起され，変革が求められております．これは医師と患者の関係が一般社会同様に，並列な人間関係に近づいてきたことの兆しと考えるべきですが，その一方で医療側にも患者側にも過剰な反応が起き，一部ではその関係を歪める事態も生じており，憂慮すべき状況も認められます．

　不確実性を内在する医療については，国民の理解や意識改革も必要ですが，まず医師が医療内容を患者に理解できるよう十分説明し，患者の納得に基づいて毅然とした態度で医療を行えば，医療不信の問題は起こらないと考えられます．すなわち，医療を行う上には医師と患者の信頼関係が非常に重要で，それには医師が患者と同じ目線で話し合うこと，患者の視点に立つこと，信頼できる医師の姿勢を示すことが求められております．

　本書が若手医師のみならず，第一線の臨床現場で働いている先生方に，少しでもお役に立つことがあり，日本の医療が一歩でも前進することを心から願っております．

2007年3月

武蔵野赤十字病院病院長　三宅祥三

改訂第2版 編集者の序

　「十年一昔」という言葉があるが，最近の医学・医療の進歩は目覚しく，医療を取り巻く社会環境もかなりの速さで変化しており，十年前の医療が遠い昔話のように感じることがある．1990年代の米国でみられた"blaming and punishment"の風潮がわが国でも広まるかは定かではないが，この十年で医療を見る目はさらに厳しくなっている．

　すべての医療者は，たとえヒポクラテスの誓いを忘れたとしても，"患者さんに悪くて有害と知る方法を決してとらない"ことは当然として日常臨床に従事しているはずである．しかし，大変残念なことに人は過ちを犯しやすく，しかも過ちは繰り返される．その事は医療においても同じである．

　本書は日常臨床で発生する小さな医療ミスを少しでも減らし，患者さんに傷害を与える機会を減らすよう，そして医療ミスが減り不利益を被る患者さん・ご家族・友人が一人でも減ることを願って編纂されたものである．

　初版を発行してから予想外の反響があった．録音図書や外国語翻訳の要請もあり，編者として多くの人の関心を得たことを嬉しく思うと同時に，同じような危機感を抱き予防策を講じようとしている同志が多数いることに励まされる思いでもある．

　医療を取り巻く社会情勢が変化しても，医療禁忌事項には大きな変遷などないと思われるが，初版発行後3年が経過してさらに追加すべき項目が生じたこともあり，執筆者の協力も得て改訂版を発行することにした．

　改訂版では新たに医師の態度についても触れた．本来は医の倫理や心構えに通じるもので，医療禁忌事項とは異なる．しかし，IT化時代で人との接触機会が減少している現在では，あちこちでコミュニケーションエラーによるトラブルが生じている．医療の現場でもそれは例外ではない．

　医師としての禁句その他を文章にしなければならないのは悲しいことでもあるが，訴訟の時代といわれる昨今では，医療過誤は無いにもかかわらず訴訟へ進展する事例が多数あり，その原因はコミュニケーションエラーにあると聞く．そうした誤解を防ぎ，患者さん・ご家族にも不快な思いを与えずに済むことを願って，医師の態度の項目を取り上げた．

　新たになった本書をきっかけに医療ミスが1件でも減少することを願い，執筆者一同の思いに合わせ，ここに記す．

2007年3月

　　　　　　　　　　　武蔵野赤十字病院総合診療科部長　　長田　薫

初版 監修者の序

　医学の進歩に伴い医療に必要な知識も膨大になってきた．これは医療の専門分化と無縁ではない．医療が専門分化してそれぞれの分野で大きな成果をあげ，多くの疾患が治療可能になった．一方で総合医療や救急医療の重要性も指摘されている．いま厚生労働省が推し進めている医療制度改革では，安全で効率的な医療が求められ，医療の標準化が進められている．これは大変良いことではあるが，現場は以前に増して忙しくなっている．
　医療事故が大きな社会問題になり，多くの医療機関が組織全体としての安全対策に取り組んでいる．医療事故には不可避な合併症も含まれるが，その一方で，うっかりミスなどのヒューマンファクターが大きく関与していると思われる事故もあり，組織としての予防策と共に個人レベルでの意識改革が重要である．しかしながら，医療に必要な知識は膨大になり，専門分化し複雑化した多忙な日常臨床の中では，やってはいけないこと，見落としてはいけないことを，ついうっかり忘れてしまいがちである．医師が禁忌事項を忘れ，あるいは誤解して招いた医療事故は医療過誤と呼ばれ，患者様側に重大な障害をもたらすのみならず，医療者側にも多大な不利益をもたらし，その損害は計りしれない．医療過誤の責任は重大である．
　本書「これだけは知っておきたい医療禁忌」には，医療に携わる人が必ず知っておかなくてはならない大切な事項や，見落としやすい基本的事項が，先輩が後輩に語り継ぐように，簡潔，明快に書かれている．執筆者の多くは武蔵野赤十字病院医療安全推進部会のメンバーで，多くのインシデント事例を検討する中で，それぞれの立場で重要と感じたポイントを，安全な医療が広く行われることを願って書いたものである．一つ一つの項目は，専門医にとっては常識的な事柄ではあるが，総合診療や救急医療の現場では様々な患者様に対応しなくてはならず，必ずしも常識と認識されていないものもあろう．本書はそのような現場で重要な注意点を教えてくれる格好の書物である．
　監修者として，臨床研修を始める研修医，総合診療や救急診療に携わる医師，開業されている先生方に，日々の臨床にすぐに役立つハンドブックとして，また"転ばぬ先の杖"として必携されることをお勧めしたい．

2004年1月

　　　　　　　　　　　　　武蔵野赤十字病院病院長　三宅祥三

初版 編集者の序

　医療事故報道を目にする機会が多くなったが，医療が高度に専門化・細分化され，新たな治療法や新薬が次々と登場する現代の複雑で多忙な日常臨床では，誰もが当事者・加害者になりうる危険性がある．

　医療事故には医療過誤と不可避な合併症とが含まれるが，医療過誤は本来あってはならないことである．しかし，"to error is human"に示されるように，医療現場でも一定の確率でミスは生じる．多くの医療施設が組織としての医療事故防止に取り組んでおり，そこに働く個々人の意識も少しずつ変わりつつある．これはとても重要なことである．

　しかしながら，現実には大きな医療事故には至らなくても，一時的にせよ患者さんに不利益をもたらすことは，しばしばあると思われる．あるいは患者さんはもとより，医療者自身も気がついていないミスもあろう．そうした小さなミスの積み重ねが，やがて大きな事故を招来することなる．日常診療でしばしば起こりうる小さな医療ミスは，ついうっかり禁忌事項を忘れて実施してしまった場合，あるいは忙しさに追われて禁忌事項を考えるゆとりもなかった場合などに生じる可能性が高い．

　医療事故対策の書物は多数あるが，日常臨床での禁忌事項をわかりやすくまとめてある書物は意外に少ない．多忙な日常診療で簡単に手にとり，すばやく禁忌の理由を理解し，対応するための本が求められていた．

　本書はそうした要望に応えるべく，日常診療上の禁忌事項について，禁忌の理由や機序を1項目1ページでコンパクトに解説してある．医療者が"こういう理由で禁忌だったのだ"と思い出し，納得して記憶に留めることにより，つい忘れて起こしてしまいがちな医療ミスを減らすことを目的として編集した．

　執筆は，いずれも第一線で日々多忙な診療を行っている医師達にお願いし，日常診療上遭遇しそうな禁忌事項につき，その理由を簡潔に解説し，ピットフォールやその対策についても触れていただいた．頭から通読しても良いし，診療科別，あるいは状況に即して読むことも可能である．

　プライマリケアにあたる研修医，若手医師はもちろんのこと，臨床研修指導医，あるいは開業されている家庭医などの先生方が，本書を日常診療の際に気軽に手に取り，診療や若手医師の教育の際に役立てていただき，それが医療ミスを未然に防ぐことにつながれば，望外の喜びである．

2004年1月

武蔵野赤十字病院輸血部長　長田　薫

執筆者一覧

監修者
三宅祥三　　（MIYAKE Shozo）　　武蔵野赤十字病院病院長

編集者
長田　薫　　（NAGATA Kaoru）　　武蔵野赤十字病院総合診療科部長

執筆者（掲載順）
三宅祥三　　（MIYAKE Shozo）　　武蔵野赤十字病院病院長
長田　薫　　（NAGATA Kaoru）　　武蔵野赤十字病院総合診療科部長
菅野一男　　（KANNO Kazuo）　　武蔵野赤十字病院内分泌代謝科部長
野口　修　　（NOGUCHI Osamu）　　青梅市立総合病院消化器科部長
嘉和知靖之　（KAWACHI Yasuyuki）　武蔵野赤十字病院外科部長
矢野　真　　（YANO Makoto）　　武蔵野赤十字病院呼吸器外科部長
山崎隆志　　（YAMAZAKI Takashi）　武蔵野赤十字病院整形外科部長
日下隼人　　（KUSAKA Hayato）　　武蔵野赤十字病院小児科部長・副院長
坂巻　健　　（SAKAMAKI Ken）　　東京大学医学部産科婦人科学教室
長阪恒樹　　（NAGASAKA Tsuneki）　河北総合病院産婦人科部長

改訂第2版 これだけは知っておきたい 医療禁忌

CONTENTS

診察・投薬・処置時の禁忌事項の根拠と対策

改訂第2版 監修者の序 ……………………………………………… 3
改訂第2版 編集者の序 ……………………………………………… 4
初版 監修者の序 …………………………………………………… 5
初版 編集者の序 …………………………………………………… 6

序章　医療人としての禁忌事項

[執筆担当：はじめに 三宅祥三／1〜4 長田　薫]

◆はじめに：医師は医療人としての心構えを忘れてはならない ……………… 18
① 医師は患者と同じ目線で話をしなければならない ……………………… 20
② 医師は言動や口調に注意しなければならない …………………………… 22
③ 医師は身だしなみや振舞いにも注意しなければならない ……………… 24
④ 女性医師はお化粧や服装に関する気配りも忘れてはならない ………… 26

第1章　内科系・外科系の医療禁忌事項

❶ 外来診察時の禁忌事項

[執筆担当：1〜3, 12〜14 菅野一男／4〜8, 11, 15〜18 長田　薫／9, 10 野口　修]

① 発熱・発汗の患者さんを診察する場合，頸部の触診を忘れてはならない 相 … 30
② 脈拍数が正常なだけで，甲状腺機能亢進症を否定してはならない 絶 ………… 31
③ fT_3, fT_4高値，TSH低値のみで甲状腺機能亢進症と診断しメルカゾール®を開始してはならない 相 …………………………………………………… 32

- ④ 頭痛の患者さんを診察する時には**急性緑内障発作**の鑑別を忘れてはならない 相 …… 33
- ⑤ リンパ節腫大の患者さんにむやみに**アンピシリン**を処方してはならない 相 …… 34
- ⑥ **胸痛**が持続する場合，心電図に異常がなくても**心筋梗塞**を否定してはならない 相 …………… 35
- ⑦ **胸痛**が持続する場合，胸部単純X線写真に異常がなくても，**胸部解離性大動脈**を否定してはならない 相 …… 36
- ⑧ 背部痛・腰痛患者の鑑別では**大動脈解離**を忘れてはならない 相 …………… 37
- ⑨ 腹痛の患者さんの診察時に，腹部立位X線写真のみで**消化管穿孔**なしと判断してはならない 相 …… 38
- ⑩ 高齢者の腹痛では下血の自覚症状がなくても**虚血性大腸炎**の鑑別を忘れてはならない 相 …………… 39
- ⑪ 疼痛の診察時には**皮疹の有無を確認**しなければならない 相 …………… 40
- ⑫ 発症間もない糖尿病では**膵臓癌**の鑑別を忘れてはならない 絶 …………… 41
- ⑬ ベイスン®，グルコバイ®，セイブル®内服中の**低血糖**時には単なる**糖質摂取**を指示してはならない 絶 …… 42
- ⑭ 糖尿病網膜症の有無を確認せず**急激**に**高血糖**を改善してはならない 相 …… 43
- ⑮ 麻疹・水痘の初感染が疑われる患者さんを一般病室に入院させてはならない 絶 …… 44
- ⑯ リウマチ反応陽性や抗核抗体陽性のみで，関節リウマチや膠原病と診断してはならない 相 …………… 45
- ⑰ ZTT・TTT高値だけから慢性の肝障害と診断してはならない 相 …………… 46
- ⑱ 若年のうつ状態の患者さんをうつ病と即断して抗うつ薬を開始してはならない 相 …… 47

❷ 処方時の禁忌事項

[執筆担当：1～8 野口 修／9, 13～15 菅野一男／10～12, 16～25 長田 薫]

- ① 感染性腸炎が疑われる患者さんに強力な**下痢止め**を投与してはならない 相 … 48
- ② 牛乳アレルギーの患者さんの下痢に**ラックビー®**を投与してはならない 絶 …… 49
- ③ 薬剤アレルギーの問診をせずに，消炎鎮痛薬や抗生物質を投与してはならない 絶 …………… 50
- ④ アルサルミン®とニューキノロン系抗菌薬の併用には注意しなければならない 相 …………… 51
- ⑤ 消炎鎮痛薬とニューキノロン系抗菌薬の併用には注意しなければならない 相 … 52

CONTENTS

- 6 緑内障の患者さんにセルシン®，アモバン®などを投与してはならない 絶 ……… 53
- 7 高齢者に高容量のドグマチール®を投与してはならない 相 ……………… 54
- 8 胃潰瘍の患者さんに消炎鎮痛薬を長期投与すべきではない 相 ……………… 55
- 9 高脂血症の患者さんにメバロチン®とクロフィブラートの併用は禁忌である 相 ……………………………………………… 56
- 10 高脂血症薬で劇症肝炎を来たす場合がある事を忘れてはならない 絶 …… 57
- 11 チクロピジン内服開始後2ヵ月は定期的な血液検査を忘れてはならない 絶 … 58
- 12 尿酸排泄薬で劇症肝炎を来たす場合がある事を忘れてはならない 絶 …… 59
- 13 血液透析療法中の患者さんにアルサルミン®の長期投与は禁忌である 絶 … 60
- 14 狭心症の患者さんにカフェルゴット®を処方してはならない 相 ………… 61
- 15 緑内障の患者さんにリスモダン®を投与してはならない 相 …………… 62
- 16 グレープフルーツと同時内服注意の薬剤があることを忘れてはならない 相 … 63
- 17 鉄剤服用時に厳しいお茶の飲用制限をする必要はない 相 ……………… 64
- 18 複数の甘草含有漢方製剤を同時期に長期併用してはならない 相 ………… 65
- 19 出血傾向の有無を確認せずに少量のアスピリンを投与してはならない 相 … 66
- 20 ワーファリン内服中の患者さんに，安易に消炎鎮痛剤を処方してはならない 相 … 67
- 21 ワーファリン内服中は青汁などのビタミンK含有の健康食品，サプリメントの摂りすぎに注意の指導を忘れてはならない 相 ……… 68
- 22 カフェイン過敏症の患者さんにテオドール®を投与してはならない 絶 … 69
- 23 ウイルス疾患の既往を確認せず，ステロイドを投与してはならない 相 … 70
- 24 喘息の患者さんにむやみに鎮痛解熱薬を処方してはならない 相 ………… 71
- 25 狭心症が疑われる患者さんに安易にペルサンチン®を投与してはならない 相 … 72

❸ 検査に関する禁忌事項

[執筆担当：1～2, 4～9 嘉和知靖之／3 野口 修／10～13 矢野 真]

- 1 誤嚥しやすい患者さんにガストログラフィンやバリウムを用いた上部消化管造影検査を行ってはならない 絶 ……………………… 73
- 2 消化管穿孔が疑われる患者さんにバリウム造影を行ってはならない 絶 … 74
- 3 内視鏡検査・治療を指示するときに抗血栓療法の有無の確認を怠ってはならない 絶 ……………………………………… 75

凡例: 絶 絶対禁忌　相 相対禁忌　注 注意

4　上部消化管内視鏡検査を仰臥位で行うべきではない 相 …………………… 76
5　中毒性巨大結腸症（toxic megacolon）では大腸内視鏡は禁忌である 絶 …… 77
6　ビリルビン高値の患者さんに点滴静注胆嚢胆管造影（DIC）検査を行っては
　　ならない 相 ………………………………………………………………………… 78
7　急性閉塞性化膿性胆管炎（AOSC）に対し，胆管内に造影剤を大量に入れては
　　ならない 絶 ………………………………………………………………………… 79
8　腎障害の有無を確認せずに造影CT検査を行ってはならない 絶 …………… 80
9　ペースメーカー移植術後の患者さんにMRIの検査を行ってはならない 絶 … 81
10　閉塞隅角緑内障の有無を確認せずにブスコパン®を投与してはならない 相 … 82
11　前立腺肥大の有無の確認をせずにブスコパン®を投与してはならない 相 … 83
12　気管支鏡検査時に粘膜下の腫瘤を安易に生検してはならない 相 …………… 84
13　喀血後の気管支鏡検査時にむやみに凝血塊を吸引してはならない 相 ……… 85

❹ 処置・手術に関する禁忌事項

［執筆担当：1〜2 長田　薫／3〜6 菅野一男／7 野口　修／8〜16 嘉和知靖之／17〜25 矢野　真］

1　脳梗塞の急性期に血圧を下げてはならない 絶 …………………………………… 86
2　発作性心房細動ではWPW症候群の確認をせずにジギタリスやワソラン®を
　　投与してはならない 相 …………………………………………………………… 87
3　血圧高値の患者さんにアダラート®舌下による急速降圧をはかってはならない 絶 … 88
4　アスピリンやワーファリンを中止しないまま観血処置を行ってはならない 相 … 89
5　モルヒネ投与中の患者さんにソセゴン®を投与してはならない 絶 …………… 90
6　頭蓋内圧亢進の患者さんにソセゴン®を使用してはならない 相 …………… 91
7　胃瘻栄養患者では，投与開始時の瘻孔・カテーテルチェックの方法を
　　指導せずに在宅へ帰してはならない 注 ………………………………………… 92
8　総胆管結石の患者さんの疼痛にペンタゾシン（ソセゴン®）を使用しては
　　ならない 相 ………………………………………………………………………… 93
9　高齢者の便秘に安易に浣腸を行ってはならない 相 …………………………… 94
10　イレウス患者に頻回な鎮痛薬投与，減圧処置のみで経過を診てはならない 絶 … 95
11　大量腹水のある患者さんにPTBDを行ってはならない 絶 …………………… 96
12　外傷創の治療に際して創を消毒してはならない 相 …………………………… 97

CONTENTS

- 13 外傷創を乾燥させてはならない 相 …… 98
- 14 太い動脈を結紮切離する際は二重結紮をしなければならない 絶 …… 99
- 15 短くて太い静脈を結紮切離する場合，単純に結紮を行って切離してはならない 絶 …… 100
- 16 大腸閉塞が疑われる患者さんにニフレック®を用いた大腸前処置をしてはならない 絶 …… 101
- 17 胃泡音だけを確認して，栄養剤を経鼻胃管から注入してはいけない 相 …… 102
- 18 短時間に大量の胸水を排液してはならない 相 …… 103
- 19 胸腔ドレーンからのエアリーク消失のみで気胸改善と判断してはならない 相 …… 104
- 20 慢性呼吸不全が疑われる患者さんにむやみに酸素投与を行ってはならない 相 …… 105
- 21 手術の合併症の説明で過度の恐怖感を与えてはいけない 相 …… 106
- 22 事前に手術野をマーキングせずに手術室に入ってはならない 相 …… 107
- 23 主治医が手術室に入室する前に全身麻酔を開始してはならない 相 …… 108
- 24 手術後長時間臥床状態の患者さんを医師の立ち会いなく歩行させてはならない 相 …… 109
- 25 上大静脈症候群の患者さんに上肢から点滴を行ってはならない 相 …… 110

❺ 注射・輸血に関する禁忌事項　　［執筆担当：1〜6 菅野一男／7〜15 長田　薫］

- 1 高濃度のブドウ糖含有液を末梢から点滴するには注意が必要である 注 …… 111
- 2 カリウム製剤投与時には，濃度や点滴速度に注意しなければならない 絶 …… 112
- 3 ジギタリス投与中の患者さんにカルシウム製剤を静注してはならない 相 …… 113
- 4 痙攣の既往のある患者さんにチエナム®を点滴する際には充分注意しなければならない 相 …… 114
- 5 メイロン®とカルチコール®を同一ルートで点滴してはならない 絶 …… 115
- 6 メイロン®とリドカインを同一ルートで点滴してはならない 相 …… 116
- 7 重症の低ナトリウム血症を急速に正常化させてはならない 絶 …… 117
- 8 高度の血小板減少状態では筋肉注射の指示を出してはならない 相 …… 118
- 9 高齢者にアミノグリコシド系抗生物質を長期投与してはならない 相 …… 119
- 10 高カロリー輸液中にビタミンB_1を補充し忘れてはならない 絶 …… 120

絶 絶対禁忌　相 相対禁忌　注 注意

11 食事摂取不良で長期抗生物質投与中のときには，ビタミンKの補充を忘れてはならない 相 ………………………………………………………… 121
12 急性出血以外の重症貧血の患者さんに，短時間に大量輸血をしてはならない 相 … 122
13 5％グルコースやソリタT3G®などと同時に同じラインで赤血球輸血をしてはならない 相 …………………………………………………………… 123
14 播種性血管内凝固症候群（DIC）の確認をせずに血小板輸血を行ってはならない 相 ……………………………………………………………… 124
15 HBVの確認をせずに免疫抑制薬や抗癌剤の治療を行ってはならない 相 ……… 125

第2章　整形外科領域の医療禁忌事項

［執筆担当：山崎隆志］

❶ 外来診察時の禁忌事項

1 レントゲン写真を見て，"骨折なし"と断言してはならない 相 ……………… 128
2 "坐薬のNSAIDsは胃潰瘍，十二指腸潰瘍を起こさない"と考えてはならない 相 … 129
3 漫然と骨粗鬆症薬を投与し続けてはならない 相 ………………………… 130
4 発熱を伴う関節痛や腰背部痛を，高熱による関節痛と判断してはならない 絶 … 131
5 腰痛を主訴とする患者さんに腰椎周辺だけを調べてはいけない 相 ………… 132
6 急性腰痛症に長期安静を指示してはならない 相 ………………………… 133
7 悪臭を伴う創を消毒と抗生物質投与のみで経過をみていてはならない 絶 … 134
8 小児の関節腫脹のない肘関節痛を肘内障と判断してはならない 相 ………… 135
9 筋性斜頸，先天性股関節脱臼を生下時から積極的に治療してはならない 絶 … 136
10 両下肢麻痺をみて原因が腰椎にあると考えてはならない 絶 ……………… 137
11 骨折を単なる外傷と判断してはならない 相 …………………………… 138
12 尿閉に対して，導尿のみで診療を終わらせてはならない 絶 ……………… 139

❷ 外来処置に関する禁忌事項

1 骨折や脱臼の徒手整復を何回も反復してはならない 相 ………………… 140

CONTENTS

- ② 前腕骨折では肘と手関節に注意しなければならない 絶 ……… 141
- ③ 骨折後ギプス装着後の痛みを骨折による痛みと判断してはならない 絶 ……… 142
- ④ 汚染された創を閉じてはならない 相 ……… 143
- ⑤ 外傷による四肢の出血に際して，近位部を長時間圧迫してはならない 絶 ……… 144
- ⑥ "手指が動くので腱に異常なし" と判断してはならない 相 ……… 145
- ⑦ アキレス腱断裂をすべて手術してはならない 相 ……… 146

❸ 手術に関する禁忌事項

- ① 全身的チェックをしないまま手術をしてはならない 絶 ……… 147
- ② 左右を間違えて手術してはならない 絶 ……… 148
- ③ 腰椎麻酔では，髄液の逆流を確認せず麻酔薬を注入してはならない 絶 ……… 149

第3章　小児科領域の医療禁忌事項

[執筆担当：日下隼人]

❶ 処方時の禁忌事項

- ① 発熱時に安易に解熱薬を使用してはならない 相 ……… 152
- ② 咳に対して強力な鎮咳薬を使用してはならない 相 ……… 153
- ③ 十分な説明なしにタミフル®（オセタミビル）を処方すべきではない 注 ……… 154
- ④ テオフィリン使用時には，安易に併用薬を処方してはならない 相 ……… 155
- ⑤ 食物アレルギーを確認せずに薬剤を処方してはならない 絶 ……… 156
- ⑥ 6ヵ月以下の乳幼児の下痢にロペミン®を使用してはならない 絶 ……… 157
- ⑦ 2歳以下の乳幼児に点鼻薬トーク®やプリビナ®を使用してはならない 絶 ……… 158
- ⑧ 8歳以下の幼児に安易にテトラサイクリンを使用してはならない 相 ……… 159

❷ 診断時の禁忌事項

- ① 発熱と痙攣の患者さんを熱性痙攣と即断してはならない 絶 ……… 160

絶 絶対禁忌　　**相** 相対禁忌　　**注** 注意

2 腹痛・嘔吐を胃腸炎や周期性嘔吐症や「吐く風邪」と**即断してはならない** **絶** … *161*

❸ 外来処置に関する禁忌事項

1 脱水と判断しても無条件に**急速大量輸液を開始してはならない** **絶** ……………… *162*
2 不自然な外傷などで**児童虐待を疑ったら，家に帰してはならない** **絶** ……… *163*
3 タバコ誤飲の乳幼児に対して，**親の教育目的のために胃洗浄を行ってはならない** **絶** ………………………………………………………………………………… *164*
［Memo 1］ 小児科での面接・診察で注意すべき点 ………………………… *165*
［Memo 2］ 親に対して言ってはいけない言葉・態度 ……………………… *166*

第4章　産婦人科領域の医療禁忌事項

［執筆担当：坂巻　健・長阪恒樹］

❶ 外来診察時の禁忌事項

1 幼女や性交経験のない女性に**不用意な内診を行ってはならない** **相** …………… *170*
2 骨盤内炎症の疑われる患者さんに**子宮鏡は禁忌である** **絶** ……………………… *171*
3 性器ヘルペスやカンジダ膣外陰炎の患者さんに**副腎皮質ステロイド軟膏は禁忌である** **相** ……………………………………………………………………… *172*
4 子宮内膜症や子宮筋腫の患者さんに**エストロゲン製剤**単独の投与は禁忌である **相** ……………………………………………………………………… *173*
5 卵巣過剰刺激症候群（OHSS）の患者さんに**利尿薬やhCGの投与は禁忌である** **相** ……………………………………………………………………… *174*

❷ 妊娠時の検査・処方に関する禁忌事項

1 正常妊娠の**妊婦**にゾンデ診，子宮内膜検査，子宮鏡，骨盤CTなどの検査は禁忌である **絶** …………………………………………………………………… *175*
2 妊娠4週〜15週末の妊婦に**催奇形性のある薬剤投与は禁忌である** **相** ……… *176*
3 妊娠中に**麦角剤の投与は禁忌である** **絶** …………………………………………… *177*

CONTENTS

- **4** 妊娠後期に非ステロイド系消炎鎮痛薬（NSAIDs）の連用は禁忌である **絶** …… *178*
- **5** 子宮内感染が疑われる妊婦に子宮収縮抑制は禁忌である **相** …………………… *179*

❸ 分娩に関する禁忌事項

- **1** 骨盤位分娩の第一期に人工破膜は禁忌である **相** …………………………… *180*
- **2** 骨盤児頭不均衡（CPD），前置胎盤，胎児仮死の場合，分娩誘発は禁忌である **絶** … *181*
- **3** 帝王切開や弛緩出血処置の際の麻酔にフローセン®は禁忌である **相** ………… *182*

❹ 処置・手術に関する禁忌事項

- **1** 卵巣癌の疑いがある場合に嚢胞内穿刺は禁忌である **絶** …………………… *183*
- **2** 良性卵巣腫瘍の場合，両側卵巣摘出は原則禁忌である **相** ………………… *184*

付録

付録1	投薬前の注意事項リスト	*186*
付録2	救急時の処置で注意が必要な事項	*193*
付録3	間違えやすい薬のリスト	*194*
付録4	医療事故・安全対策に関するURL	*199*

索　引 ……………………………………………………………………………… *200*

序章
医療人としての禁忌事項

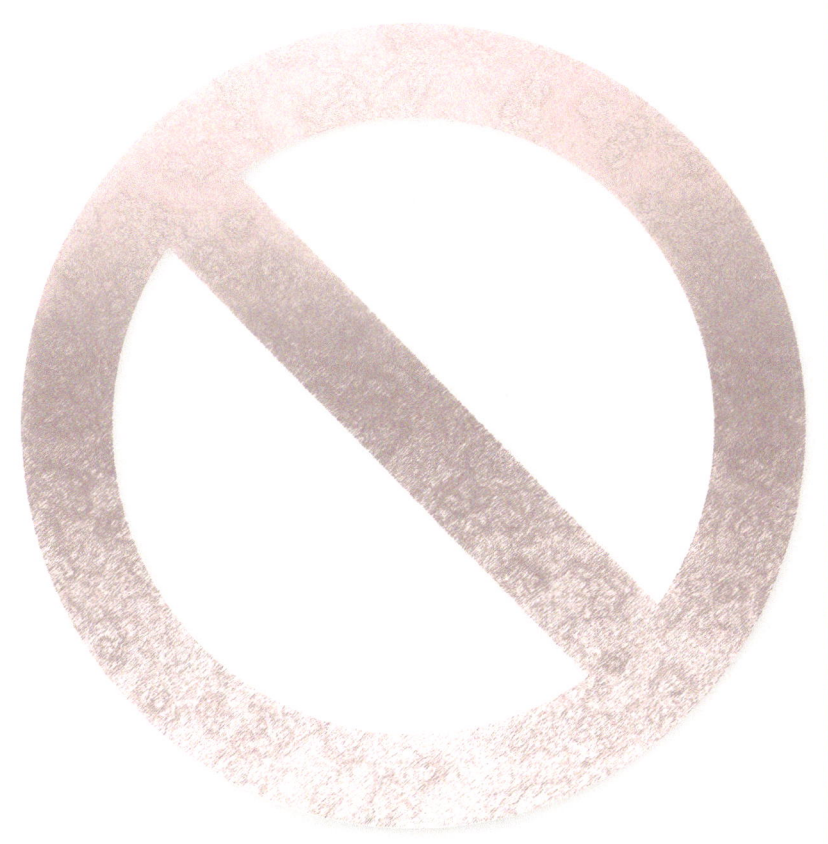

序章 医療人としての禁忌事項

◆はじめに：
医師は医療人としての心構えを忘れてはならない

　医学は病気の原因を突き止め，その仕組みを解明し，治療法を考える学問である．それは不老不死を願う人間の根本的な欲求に根ざしているとも考えられる．

　それに対し医療は患者さんのためにあることを忘れてはならない．医療は病気を診断・治療し，苦痛を和らげ，患者さんが安心して生活が送れるよう支援し，最期までかかわるのである．医療は死の受容という大きな問題にも深く関与し，これは人類の歴史の中で宗教と共に取り組んできた課題でもある．

　現在医療は様々な領域に細分化され，それぞれに専門家と呼ばれる医師がいるが，どの分野の診療においても，医師は医療人としての心構えを忘れてはならない．

1 医の倫理を忘れてはならない

　医師は病気の治療や病状の改善のために奉仕をする気持ちを忘れてはいけない．医療は生命に直結した仕事で生命の操作が可能な場合もあり，高い倫理性が要求される．医療は社会情勢と密接に関連して行われ，社会の要請に応じて様々な問題を常にはらんでいる．移植医療や生殖医療は技術と共に高い倫理性が要求される．常に，社会的な側面を考えながら自ら参加して，問題解決のための意見を考えながら仕事をする必要がある．

2 医療によって患者さんに傷害をあたえてはならない

　ヒポクラテスの言う「患者に有害と知る方法をとらない」のは当然であるが，不幸にして医療ミスによって傷害をもたらした場合には，真実を明らかにして謝罪しなければならない．

3 チーム医療の一員として謙虚さを忘れてはならない

　現在の医療は医師一人でできるものではない．常に患者さんやスタッフの意見に謙虚に耳を傾けて医療を行うことが大切である．ヒューマンエラーを防ぐ唯一の方法は，身近な人の注意を受け入れる謙虚な心である．

4 問診の重要性を忘れてはならない

　詳細な病歴聴取で7割方の診断は可能である．この問診の技術を磨かなければならない．問診で予想した疾患を確認・鑑別するために検査を行うべきである．

5 入院患者さんは毎日回診しなければならない

　入院患者さんは大きな変化がなくても毎日主治医の訪問を待っていることを忘れてはならない．

6 診療録は毎日記載しなければならない

　日々変化する所見，診断根拠，治療方針などにつき，主治医の思考過程を第三者が読んで理解可能なように記載しなければならない．

7 患者さん・ご家族が理解できる言葉で十分納得するよう説明し，記載しなければならない

　インフォームドコンセントの重要性については言うまでもないが，診療録には説明内容と，説明に対する患者さん・ご家族の反応まで記載しなければならない．

8 常に最新の医学・医療の知識と技術の習得に努め，さらに次世代の医療人の育成にも努めなければならない

9 病気のみならず，患者さんの人生観・価値観・宗教観にも配慮しなければならない

　人間は肉体と魂を有する存在であり，固有の宗教がない日本では様々な価値観・信仰があることを理解・許容して対応しなければならない．

10 医事紛争を未然に防ぐ努力を怠ってはならない

　医療は不確実性を伴うため不測の事態が発生する危険性が常にある．それが訴訟に発展するには，患者さんと医療者との感情のもつれが根底にある．コミュニケーションエラーが元で医療過誤もないのに医事紛争に進展するケースは多い．医事紛争は人格裁判とも言われ，患者さん・ご家族は「あの医者が許せない」ので訴訟を起こすと言われる．患者さん・ご家族に対する医師の普段からの誠実な態度が大切である．

11 医療が患者さんや他の医療者に評価されることを忘れてはならない

　医療の質には「目に見えるもの」と「目に見えないもの」とがある．「目に見えるもの」は患者さんが評価する．「目に見えないもの」は医療の専門家（プロ）に評価される．病院機能評価などの第三者評価のみならず，今後医療は患者さんと医療従事者との相互評価が行われる時代になる．

12 医療経済にも無関心ではいけない

　決められた医療費で効率の良い医療を行うには，必要なところに必要なだけの医療資源を配分して，適切かつ充分な医療が行えるような医療のシステム化が必須である．

【三宅祥三】

序章 医療人としての禁忌事項 ❶

医師は患者と同じ目線で話をしなければならない

 理 由 　上から見下ろすようにして声をかけると，相手が萎縮して心を閉ざしてしまったり，重要な情報を聞き出せなかったり，よい信頼関係が築けずに診療に支障を来たすことがある

"相手の目線で"とは"相手と同じ立場で，相手の身になって"という意味であるが，医師には文字通り相手の目の高さと同じになるように，ベットサイドに座ったりしゃがんだりして話をしなければならない時がある．特に病状が芳しくない時は，誰でも冷静にはなれずに他人のせいにしたくなったり，諦めてなげやりになるなど，マイナス志向になりやすい．医療者はそのような相手が置かれている状況や心理状態を十分理解して，相手が話しやすい状況を作り出さなければならない．

　（例）治療不能の癌で，身内も見舞いに来る人もいない状況で希望がもてずに抑鬱気分で寝ている患者に，ベッドサイドに立ち上から見下ろすように「具合はいかがですか？」と語りかけても応えてくれないことがある．

・ばたばたと病室に来てせわしなく話をすると「きっと先生も忙しいのだから…」と諦めた気分にさせ"言いたいことが言えない状況"を作り出す結果になる．

・社会的，家庭的な問題を種々抱えていると，家庭のことを医者に話してもしょうがないと諦めてしまい，前向きに闘病できないことがある．看護師などに様子を聞く習慣をつけておかないと，問題が大きくなって初めて気がつく結果になる．

ピットフォール

◆ 主治医には大きな問題ではなくても，患者自身には深刻な事態であることがある．

◆ 自分の気持ちを言葉で表現できず「別に…」としか答えない人がいる．

◆ コーピング（対処規制）の一つとして，わざと明るく振舞う場合がある．

◆ 病気により人生の計画が狂ってしまった事を受容できず，怒りの矛先を周囲に向ける患者がいる．予想外の攻撃に対抗して威圧的になってしまう場合がある．

ワンポイントアドバイス

- 話をする際には立ったままではなく,座って話をするよう心がける.
- ベットから起き上がろうとしない患者には,ベッドサイドにしゃがみ,あるいは床に座って,患者より目線を低くして,患者の目を見ながら語りかける.
- 口を開かない患者には傍らに腰掛け「今一番辛いことは何でしょうか?」と語りかけるのもよい.
- 相手が返事をしてくれない場合には,次々と質問せず黙ったまましばらく傍らに留まる方がよい.
- 病状の説明などは大部屋で行うのではなく,面談室や個室病床で行う.
- 重要な説明をする際には医療者側も2人以上で行い,説明者以外の1人が相手の理解度を慮る.
- 説明をする際に一方的にならないよう,途中で「ここまでの説明はわかりましたか?」と相手を気遣いながら説明をし,理解してほしいポイントを説明するように心がける.
- 「医学的な説明は難しいので,何度でも聞いてください」と伝え,質問しやすい状況を作る.
- 攻撃的な患者に対しては一度に全部話さずに,「医学の話は難しいので一度に沢山の話をすると,きっと混乱してしまいますね.今日は病状の説明までで,治療法についてはまた明日ご説明します.」などと話を打ち切り,日を改め,応援の医師を呼んで複数で説明するとよい.
- 精神的,心理的な問題点があると感じた場合に,「心療内科/精神科の先生に相談してみますか?」と問いかけても「心療内科」「精神科」という言葉に対して否定的な印象を持ち,拒否的な場合がある.特に年配者や自尊心の強い人に多い傾向がある.そのような場合には「ゴールが見えない闘いは辛いので,皆さんストレスがたまってしまいます.当院ではゴールが見えない状況にある患者さんのすべてに対して,ストレスの専門家に診療チームに入ってもらう体制になっていますが,○○さんもそうした方がもう少し楽に闘病できると思いますので,今度その先生に診てもらえるように連絡しておきます」などと婉曲に伝える.

【長田　薫】

序章　医療人としての禁忌事項　2

医師は言動や口調に注意しなければならない

 悪意のない言動でも患者や家族を傷つけ，信頼関係を損ねることがある

人は肉体に大きな障害があると心のゆとりをなくし，マイナス志向になりがちで，冷静に物事を判断できなくなる．重症な疾患で入院治療を受けたのに病状が好転しない場合には，当然平常心は失われ，自分のおかれた状況を受容できずに，通常なら何でもないと思われる言葉に傷ついたり，些細な事柄でも悪く解釈したりしやすい．

特に今まで元気で自分は病気とは無縁と自認していた人ほど，受容困難なことがある．

・「しょうがないですね」「仕方ありませんね」という言葉は，担当医としては一場面に対して用いた言葉であっても，患者からみれば「自分は見捨てられている」「匙をなげられた」「もう何を言っても無駄なんだ」と諦念につながることがある．

・「無理です」「不可能です」「ありえません」等の否定的な言葉は，患者の絶望感を増幅させ，場合によっては怒りや恨みの感情を惹起することがある．

・言葉の解釈や響きの感覚には個人差が大きい．きつい口調は患者に"叱られた"という思いのみを抱かせ，話の内容が伝わらないことがある．

・高齢社会となり聴力が低下しているにもかかわらず，聞こえたふりをして話の内容を想像しながら返事をする高齢者がしばしばいる．医師が途中で気がついて突然声を大きくして話しをすると，「つまらぬ質問をうだうだと繰り返したために，先生を怒らせてしまった」と誤解して話をやめてしまい，"言いたい事が言えない状況"を作り出してしまう結果になる．

🔴 ピットフォール

◆ 予想外の患者に声をかけられると，ついぞんざいな返事をしてしまうことがある．

（例）多忙な状況で，軽症な患者に呼び止められ質問をされた際に，「あーそうですか，まあほっといてよいでしょう」とか「まあ仕方ないですね」など，ついぞんざいな返答をしてその場を立ち去ってしまうことがある．医師側には"きわめて些細な事柄で問題外"との認識があるが，患者は「自分のことを真剣に心配してくれていない」と不信感を抱かせる結果になる．

◆ 治療法Aと治療法Bの二者択一を患者に委ねた場合に，患者が迷って結論が出ないことが多い．そのような場合にいらいらして「どっちでもよいですから」と言うと，「あんたなんかどうでもいいと先生に言われた」と大きく誤解されることがある．

👉 ワンポイントアドバイス

● 一方的な話し方はせず，いつも相手の反応や理解度を確認しながら説明する習慣をつける．

● 初めて話をする高齢者に対しては，この位の声で聞こえますかと予め聞いておく．その際にも聞き方に注意しないと「耳の聞こえない老人扱いにした」と機嫌を損ねてしまうことがあるので，自己紹介をしながら，相手が十分聞こえているかの確認が必要である．

● bad newsを伝える際には婉曲な表現で伝える．

● どんな状況でも否定的な言葉はできるだけ用いない．

（例）進行癌で治療不能な患者に「あんたも医者なら今すぐ俺の病気をすっかり治して元気にしてくれ」と言われた場合
× 「とても無理です」「不可能です」「ありえません」
○ 「夢のような特効薬があって病気がよくなると嬉しいのですが…」，「多くの先生方とも相談しましたが，残念ながら皆よい治療法が思いつかないのです」

などとやわらかい表現で回答する．無理であることは患者さん御自身が十分わかっている．

【長田　薫】

序章　医療人としての禁忌事項　3

医師は身だしなみや振舞いにも注意しなければならない

　服装や振る舞いが患者や家族との信頼関係を損ねてしまうことがあり，その後の診療に大きな影響を与えることがある

- 治療を受けているにもかかわらず病状が改善しなかったり，目にみえて病状が悪化する場合には，患者や家族の感情に不安や不信が芽生えることがある．治療開始時点での病状説明や今後の見通しなどの説明が最も重要である事は言うまでもない．それ以外にも，担当医の服装やヘアスタイルなどに清潔感が乏しく見苦しい様子であると，「だらしない医師なのでうっかり見落としをしたのでは…」とか「あんな様子だから，もしかして手術中にミスをしたのでは…」などと，医療の本質的とは無関係と思われるところから不信感を生む事があり得るので，注意が必要である．
- 社会通念として「医師は清潔であるべき」というイメージがあり，医師の外観に個性を期待する病人はいない．長髪・茶髪・斬新で奇抜なヘアスタイルなどイメージとかけ離れた外観は，患者や家族にマイナスのイメージを与え，信頼関係にまで影響を与えかねない．
- 医療者を媒介した院内感染が日常的に報道される時代になった．汚れた白衣やだらしない服装は不潔感を惹起し，感染を媒介したという誤解を与えかねない．だらしない服装が院内感染を媒介するわけではないが，一般人が"うす汚い＝ばい菌がいっぱい→そのせいで熱が出た"と思い込んでも不思議ではない．
- 白衣のボタンをかけずに前をはだけた着用はだらしない着方とされ，医療評価などでもしばしば問題にされる．

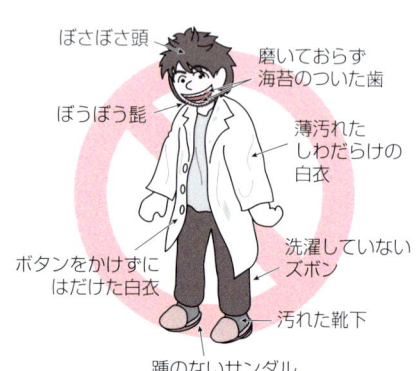

ピットフォール

- ◆ 「自分は病気で具合が悪いのに，担当の先生は明るく元気で楽しそうで許せない」と全く予想外の視点から担当医をみる患者が居る．医療者からみれば言わば"逆恨みに近い"とも思えるが，患者さんからみると"患者の気持ちを全くわかっていない配慮を欠いた医師"なのである．
- ◆ 医師とスタッフの談笑の様子が，患者や家族に不快感や不信感を招来することがある．
  （例）医師と看護師が楽しげに談笑している姿は，重症疾患で沈鬱な雰囲気の患者家族や友人には不愉快・不謹慎に映る．危篤状態でかけつけた家族のいる病室付近で，医療者が大笑いしていると「きちんと治療をしてくれているのか？」などと医療不信を招来し，「もっとちゃんとした病院に移してほしい」などと予想外の事態に進展する恐れがある．
- ◆ 局所麻酔や腰椎麻酔下の手術時に，患者の意識が清明であることを忘れてしまうことがある．
  （例）局所麻酔下の簡単な手術の場合に，患者の顔が四角布で見えないことも重なり，つい緊張感が緩んで世間話をしてしまう医師がいる．患者はその世間話を不快に感じ「いい加減な手術をされたのでは…」という不安・不信感を与える．

ワンポイントアドバイス

- 具合の悪い患者の病室を訪問する際には，やたらに元気で大きな声で話しかけない．
- 白衣は数日毎に洗濯済みのものときちんと交換する習慣をつける．
- 最低限の身だしなみに気をつける．
- 仕事中には世間話はしない．
- スタッフルーム以外の場所で，大声で話したり大笑いをしたりしない．

【長田　薫】

序章　医療人としての禁忌事項　4

女性医師はお化粧や服装に関する気配りも忘れてはならない

 化粧や香水の匂いが不快感を惹起したり，嫉妬心や敵意を抱かせることがある

医師として身だしなみがきちんとして清潔感のあることはとても大切である．その一方で，入念にお化粧をして香水を振りまく女性医師が，女性スタッフや女性患者からあたかも目の敵（かたき）にされているように感じられることがある．医師としてスタッフや患者との信頼関係は何よりも大切で，それに悪影響をおよぼす可能性がある事柄には十分配慮しなければならない．

- 場違いの"おめかし"は同僚や患者に不快感を与えることがある．
- 患者の入院環境，おかれた境遇に対するに対する配慮は常に忘れてはならない．
    1）入院患者は健康を害されていることに加え，プライバシーも制限され，自由にお化粧をしたり着飾ったりすることはできない．そのような女性患者の前に，女性医師がきれいにお化粧して香水を漂わせ，華やかな服装で登場すると，「あまりにも無神経だ」と不快感を惹起し，時には敵意を煽る結果になることがある．
    2）女性で素顔を晒すことに戸惑いや苦痛を感じる人がいる．
    3）たとえ個室であっても，いつ医師や看護師が入室してくるかわからず，絶えず人目に晒されているような状況であることを認識すべきである．

実際に筆者は入念にお化粧をしている女性医師に対して，複数の女性患者から「あの先生が廊下を通ると化粧の匂いがして，吐き気がしたり頭痛がしたりします」と訴えられたことがある．男性患者からは同様の声は皆無で，むしろ好意的な印象があったので，半分は女性特有の嫉妬心かもしれないとも感じたが，お化粧が医師-患者間の信頼関係に悪影響をおよぼしかねないことがあると認識した．

> 🦋 **ワンポイントアドバイス**
>
> 最近の米国の論調では，医師と患者をプロバイダ（提供者）とコンシューマー（消費者）・カスタマー（顧客）と表現している．コンシューマーとは平たく言えば「お客様」であろう．お客様（患者様）にも様々な方がおられ，そのすべての要望をかなえることは到底困難であるが，少なくとも敵意をもたれないような配慮は必要である．どの世界でも，お客様をおしのけて自分が主役であるがごとき態度や艶やかな装いをしていると，お客様の反感を買う結果になる．
>
> したがって，医療現場の女性はお化粧や服装に関してはやや控えめのほうが無難であろう．特に人の目を惹くような美人のスタッフは，化粧や服装などの外面のみならず，内面においても控えめで慎み深い態度がお勧めである．旧約聖書の箴言には「美しい女の慎みがないのは，金の輪のぶたの鼻にあるようだ」と書いてある（11章22節）．

【長田　薫】

第1章
内科系・外科系の医療禁忌事項

1. 外来診察時の禁忌事項　　　　30
2. 処方時の禁忌事項　　　　　　48
3. 検査に関する禁忌事項　　　　73
4. 処置・手術に関する禁忌事項　86
5. 注射・輸血に関する禁忌事項　111

1章 内科・外科　❶ 外来診察　1

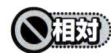

発熱・発汗の患者さんを診察する場合，頸部の触診を忘れてはならない

理由　亜急性甲状腺炎では頸部の疼痛や圧痛が特徴的であるが，発熱・全身倦怠感などの全身症状が強いと患者さんは前頸部痛を訴えないことがあり，見落とされがちである

- 亜急性甲状腺炎は発熱，発汗，全身倦怠感を主訴とするcommon diseaseであるが，患者さんがのどの痛みを訴えても，医師は上気道炎に伴うものと早合点し，風邪症候群と誤診することがある．甲状腺を触診しようとすると，圧痛のために患者さんは触診から逃げるように首を引く動作をすることがある．
- また，特徴的な部分的に硬く腫大した甲状腺を触れる．甲状腺の圧痛を伴う発熱では亜急性甲状腺炎を強く疑うべきである．甲状腺機能亢進症，甲状腺機能低下症は様々な主訴の原因となることが多く，診療の際，甲状腺の触診を忘れてはならない．
- 亜急性甲状腺炎の可能性がある場合は，振戦，頻脈，発汗などの甲状腺機能亢進症状をチェックする．

ピットフォールと対策

◆ 身体所見をとる際は頸部の触診を必ず行う．特に，感冒症状をもつ患者さんでは忘れてはならない

◆ 頸部に著明な圧痛と硬い甲状腺腫脹を認めた場合の対応
  - 検査：CRPなどの炎症所見と甲状腺機能（TSH，fT₄，fT₃，TRAb）の確認
  - 処方：頻脈，動悸が著しい場合はβブロッカーを投与する［インデラル®（10mg）3T3X（食後）］．疼痛に対してNSAIDs［ロキソニン® 3T3X（食後）など］を投与する
  - 治療の原則は非ステロイド性消炎鎮痛薬（NSAIDs）である．炎症所見が強く，患者さんが苦痛を強く訴える場合は副腎皮質ステロイドの使用を考えてもよい（プレドニゾロン30mg朝1回投与から開始）．ただし，ウイルス性肝炎などのステロイドの禁忌条件をチェックしてから開始する．また，副腎皮質ステロイドを使用すると再燃しやすいので，慎重に減量する．1～2週間おきに5～10mgずつ減量し，2～3ヵ月で中止する．しかし，実際の診療では副腎皮質ステロイドは使用しないで済むことが多い．
  - 疼痛などの自覚症状を緩和するためにNSAIDsを投与し様子をみる．1ヵ月程度で甲状腺機能は正常化する．その後，そのまま甲状腺機能が正常化する場合，一過性の甲状腺機能低下症の後甲状腺機能が正常化する場合と，甲状腺機能低下症が遷延する場合がある．TSHが10μU/mlを超える状態が続く場合はチラーヂンS®を25～50μg前後投与する．TSHは高めに維持するようにチラーヂンS®を調整する．

◆ 注意：あわててメルカゾール®，チウラジール®を投与しない．

◆ 経過をみるタイミング：基本的には1週間ごとに経過をみて，内服薬を調整し回復を待つ．経過が通常と異なると感じられたら，すぐに内分泌専門医へ紹介する．

【菅野一男】

1章 内科・外科　❶外来診察　2

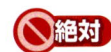

脈拍数が正常なだけで，甲状腺機能亢進症を否定してはならない

 脈拍数の正常な甲状腺機能亢進症もある

- 頻脈は甲状腺機能亢進症の重要な所見だが，感度がそれほど高いわけではない．洞性頻脈の頻度は50％で心房細動の頻度が15％という報告もあるくらいである．
- 特に高齢者では，甲状腺機能亢進症に典型的な症状を欠く場合がある（apathetic hyperthyroidism）ので注意が必要である．
- 高齢者の心房細動では甲状腺機能のチェックは必須である．

ピットフォール

◆ 甲状腺機能亢進症の経過が長い患者さんだと心筋障害のために，甲状腺機能亢進症があっても頻脈とならない場合がある．このような場合は治療経過の観察が重要なので入院の適応となる．すぐに循環器科にコンサルトし，心機能の評価，必要な治療を開始する．

◆ 甲状腺機能亢進症を疑ったら，心不全の合併の有無を必ず確認する必要がある．

◆ 右心不全による肝機能障害のケースがある．肝腫大，右季肋部の叩打痛，下肢の浮腫があれば心エコーを施行する．

◆ 若年者でも，栄養状態が極度に悪く，甲状腺機能亢進症にもかかわらず，頻脈とならないケースもある．頻脈，振戦，甲状腺腫を認めず，身体所見で甲状腺機能亢進症の診断がつかないようなケースもある．

【菅野一男】

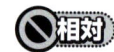

fT₃, fT₄高値, TSH低値のみで甲状腺機能亢進症と診断しメルカゾール®を開始してはならない

理由 無痛性甲状腺炎や亜急性甲状腺炎などの**破壊性甲状腺炎**でも甲状腺機能亢進症になる

■ 甲状腺機能亢進症の鑑別
- fT₃, fT₄高値, TSH低値から甲状腺機能亢進症と診断できる．甲状腺機能亢進症ではバセドウ病が多いが，破壊性甲状腺炎（亜急性甲状腺炎，無痛性甲状腺炎）との鑑別が必要である．

■ 抗甲状腺薬の適応か？
- バセドウ病ならメルカゾール®，チウラジール®などの抗甲状腺薬が適応となる．しかし破壊性甲状腺炎では抗甲状腺薬を処方してはならない．
- 破壊性甲状腺炎の場合，甲状腺濾胞細胞が破壊され甲状腺ホルモンが血中に漏出して甲状腺機能亢進症となる．したがって，抗甲状腺薬により甲状腺ホルモンの合成を抑制することは治療につながらない．破壊性甲状腺炎による甲状腺ホルモン過剰に対しては，βブロッカーで対処する．
- 診断・治療方針に不安がある場合はすみやかに内分泌専門医にコンサルトする．

> **ピットフォールと対策**
> ◆ 亜急性甲状腺炎は発熱，甲状腺の圧痛などが著明で診断が比較的容易だが，無痛性甲状腺炎の場合はバセドウ病との鑑別が難しい．甲状腺エコーで血流の増加が確認できれば，バセドウ病の可能性が高くなるが，エコーで有意の所見がない場合も多い．
> ◆ その場合は，慎重に臨床経過を追いながら，診断をつけることになる．シンチグラムが可能な施設では鑑別しやすくなる．

【菅野一男】

1章 内科・外科　❶ 外来診察　4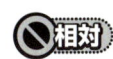

頭痛の患者さんを診察する時には**急性緑内障発作**の鑑別を忘れてはならない

理由　緑内障の急性発作でも頭痛や嘔吐が主訴で，眼症状にとぼしいことがある．電撃性緑内障などでは初回発作で視神経が障害され失明に至ることもある

- 緑内障は眼圧が上昇し，それに伴い視力障害，虹視（虹輪），眼痛などが出現する疾患である．急性発作では急激な眼圧の上昇に伴い，激しい頭痛や嘔吐が出現することがあり，くも膜下出血などと鑑別が必要なことがある．嘔吐を伴う激しい頭痛を診たら，頭蓋内出血を疑い検査をするのは当然であるが，電撃性の緑内障発作時の高眼圧による頭痛・嘔吐を忘れてはいけない．高眼圧を十数時間放置しておくと視神経に不可逆的な障害をもたらす危険性があるので，すみやかに眼圧を下げる処置が必要である．

［緑内障の急性発作を疑わせる病歴・所見］
- 過去に眼科で眼圧が高いと指摘された既往が，その後放置したまま
- 当日・前日に消化管の検査などでブスコパン®を投与されている
- 糖尿病で通院中
- 急激な視力低下がある
- 光を見ると周囲に虹の輪が見える
- 眼球結膜の充血がある
- 瞳孔が不正円形に散大していて，対光反射の遅延が認められる
- 眼圧触診法を実施する：下方視状態で片目の上眼瞼に両方の示指をあて，交互に数回眼球を軽く圧迫して眼球の硬さを調べる．左右の眼球や健常者の眼球と比較して，明らかに硬く感じれば眼圧が上昇していると判断する．

> ピットフォールと対策
>
> ◆ 激しい頭痛や嘔気を診て，緊急頭部CTや髄液検査で異常がなく頭蓋内出血や髄膜炎が否定されると，診察医は緊急性のある重篤な疾患ではないと判断して，鎮痛薬や筋弛緩薬，あるいは抗不安薬などを加えて経過を診るよう指示することが多い．緑内障を疑うことを忘れてはいけない．

【長田　薫】

1章 内科・外科 ❶ 外来診察 5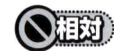

リンパ節腫大の患者さんにむやみにアンピシリンを処方してはならない

理由 感冒様症状を伴いリンパ節腫大を呈する疾患のひとつに伝染性単核球症（infectious mononucleosis：IM）がある．IMではアンピシリンやアモキシシリンなどのペニシリン系抗生物質で著明な皮疹を呈することが報告されている

- 日本人の多くは幼少期にEBウイルスに感染している．幼児期の感染では感冒様症状のみで終わることが多いが，青年期以降に初感染するとIMを発症する．すなわち発熱・咽頭痛・全身倦怠感などの感冒用症状の他に頸部を中心としたリンパ節腫大，肝障害，および末梢血液中の異型リンパ球の増加と相対的な好中球の減少をきたすことが多い．幼児期と青年期以降で臨床像が異なる理由は不明である．

- IMの患者さんはアンピシリンやアモキシシリンで著明な皮疹を呈することが多数報告されており，抗生物質分子の側鎖に対する特異反応が疑われているが，詳細な機序については不明である．IMの急性期にペニシリン系抗生物質でプリックテストやリンパ球刺激試験が陽性に出るという報告もある．

一般名	薬品名
アンピシリン	ビクシリン®，ペントレックス®，ソルシリン®
アモキシシリン	サワシリン®，パセトシン®

- ペニシリン系抗生物質以外でもセファレキシン（ケフレックス®）やアジスロマイシン（ジスロマック®）でも同様の皮疹が出現したとの報告がある．

ピットフォールと対策

◆ IMでは発熱や咽頭痛など患者さんの愁訴では風邪症候群と同じである．患者さん自身が頸部リンパ節腫大に気がつくことは少ないので，風邪症候群の患者さんの診察では，頸部触診を忘れてはならない．

◆ 圧痛を伴うリンパ節腫大は急性感染を疑わせるが，径1cm以上で圧痛を伴わないリンパ節を多数触知する場合には，悪性リンパ腫や癌のリンパ節転移の鑑別が必要である．圧痛がないので安心してはいけない．

◆ 明らかな細菌性扁桃炎に伴う頸部リンパ節腫大以外の，単に頸部リンパ節が腫大しているだけの患者さんには，抗生物質は処方しない．

【長田　薫】

1章 内科・外科　❶ 外来診察　6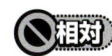

胸痛が持続する場合，心電図に異常がなくても心筋梗塞を否定してはならない

　回旋枝領域の心筋梗塞では急性期には心電図異常が出ないことがある

- 典型的な心筋梗塞では持続性の胸痛に伴い，STの上昇・異常Q波の出現などの心電図異常，白血球の増加，LDH・CPK・ミオグロビンなどの心筋逸脱酵素の上昇が認められ，臨床所見・検査所見から診断は比較的容易である．
- 冠動脈の回旋枝領域の閉塞による心筋後壁の心筋梗塞では，急性期には心電図異常が出ない場合がしばしばある．心電図は，肢誘導のみならず胸部誘導でさえも心筋後壁の異常に関しては鋭敏ではないからである．
- したがって，胸痛が顕著な時は，心電図異常がなくても心筋梗塞も鑑別にあげて精査を続けなければならない．

> **ピットフォールと対策**
> ◆ 発症2時間以内では心筋逸脱酵素が上昇していないことがある．
> ◆ 急性期に上昇するミオシン軽鎖やトロポニンを簡易キットを用いて検査する．
> ◆ 左脚ブロックがあると心電図のQ波がマスクされることがある．
> ◆ 心臓エコー検査にて心筋壁運動を観察する．
> ◆ 造影CT検査などで急性胸部大動脈解離を否定する．
> ◆ 血液検査では白血球がもっとも早く上昇する．
> ◆ 動脈血液ガスなどで肺梗塞を鑑別する．
> ◆ 緊急冠動脈造影を行う＝確実な診断が可能．

【長田　薫】

1章 内科・外科 ❶外来診察 7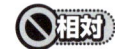

胸痛が持続する場合，胸部単純X線写真に異常がなくても，胸部解離性大動脈を否定してはならない

理由 上行大動脈に限局した大動脈解離では，胸部単純X線写真で異常が認められない場合がある

- 典型的な胸部解離性大動脈では，激烈な胸痛や背部痛を伴い，胸部単純X線写真で縦郭・心陰影・大動脈弓の拡大，大動脈内膜の石灰化と外膜の間隔が開大している所見などが出現し，診断は比較的容易である．しかし，上行大動脈に限局した胸部大動脈解離では単純X線写真では異常影が出現しないことがある．

1 急性大動脈解離の分類と治療方針

- 上行大動脈に解離が存在するものをStanford Aと呼び，存在しないものをBと分類する．Stanford Aは重篤で専門医による緊急対応が必要で緊急手術が原則となる．Stanford Bは原則として保存的治療にて対応する．

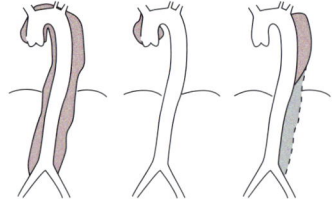

2 急性大動脈解離の診断法

- 胸部造影CTがもっとも診断価値が高い．心電図で急性心筋梗塞を否定しておくことも大切である．

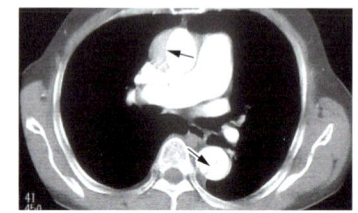

坂本雅彦：「救急医療パーフェクトマニュアル」p37,（2002, 羊土社）より引用転載

ピットフォールと対策

◆ すべての大動脈解離の患者さんに激烈な疼痛が伴うわけではない．持続する胸痛患者の診療では，虚血性心疾患のみならず胸部大動脈解離も念頭において検査を進める．

◆ 大動脈解離では血液検査では異常所見を呈さないことも多い．虚血性心疾患が否定的であれば，**胸部造影CT検査**を行う．

【長田 薫】

背部痛・腰痛患者の鑑別では大動脈解離を忘れてはならない

理由 下行大動脈解離では背部痛や腰痛が主訴のこともある．単純X線写真ではほとんど異常がわからない場合も多く，疑わないかぎり見逃す危険性がある

1 急性大動脈解離の痛みの出現部位

- Haganらは急性大動脈解離の多施設集計の結果，胸痛が73％，腹痛が30％，背部痛・腰痛はStanford Aで47％，Bで64％に認められたと報告している．特に下行大動脈解離では胸痛が顕著ではない例がありうることを銘記すべきである．

2 急性大動脈解離の痛みの機序

- 大動脈の壁を構成する中膜が2層に裂けていくことにより激痛を生じる．通常は内膜に亀裂が生じてそこから血液が入り込み脆弱化した中膜が裂けていく．裂けてできた偽腔に早期に血栓ができて閉塞する場合や，偽腔に流出口ができて中膜が裂ける状態が終了した場合には，痛みが軽減する．その時点で初めて来院すると重篤感があまりなく，見落とすことがある．

ピットフォールと対策

◆ 痛みがそれほど強くない例や，胸痛よりも腹痛・腰痛などが強い例，あるいは発症後1日以上経過してから受診する場合には，外見上の重篤感がなく単純X線写真や通常の血算や血液生化学検査では異常値も出現しないことから，疑って造影CT検査をしない限り見落とす危険性が高い．

◆ 背部痛・腰痛などの患者さんを診た際には，安易に尿路結石と診断せず，重篤な大動脈解離を鑑別することが大切である．

◆ 血圧高値では解離が進行するため血圧コントロールは大切であるが，腰痛が主訴であっても血圧測定を行う．

【長田　薫】

腹痛の患者さんの診察時に，腹部立位Ｘ線写真のみで消化管穿孔なしと判断してはならない

理由 不適切な撮影の場合，破綻腸管内にガスがごく少量の場合，穿孔部がすぐに被覆された場合などではfree airが見られないことがある

- free airが見られた場合には多くの場合消化管穿孔を意味する決定的な所見であるが，これが見られないことは日常的に経験される．

1 不適切なX線写真撮影の場合
- もっとも適切な撮影方法は"胸部"立位単純Ｘ線写真であり，"腹部"ではない．しかし，痛みで立位がとれない場合には左側臥位やCTで判断する．

2 漏出ガス量が少ない場合
- 通常では上部消化管ほど管腔内ガス貯留が多く，下部へいくほど少なくなる．胃・十二指腸穿孔ではfree airが見られることが多いが，小腸，大腸穿孔ではその頻度は少なくなる．特に，外傷性穿孔では受傷早期にfree airを捕らえることはほとんどできない．

3 穿孔部の被覆による場合
- 穿孔部は周囲の炎症をもたらし，大網などが穿孔部を被覆するため，free airがすみやかに腹膜から吸収されると検出することができないこともある．穿孔部からの腸液流出が多いと被覆化されずにfree airも描出されやすい．

ピットフォールと対策
- ◆ 腸管穿孔は時々刻々その病態が移り変わっていくため，発症からの経過を考慮した適切な診断技術が求められる．腹部CTは腹腔内の情報を最もよく得られる方法であるが，穿孔によるfree airをよく捕らえるには，いわゆる"空気条件"で撮影する必要があり，通常の"軟部組織条件"ではかえって見逃す可能性があることにも注意する．
- ◆ 適切なＸ線写真撮影（体位）や病状経過を充分念頭におく．CTが併用できると正診率が高まる．

【野口　修】

1章 内科・外科　❶ 外来診察　10　⊘相対

高齢者の腹痛では下血の自覚症状がなくても虚血性大腸炎の鑑別を忘れてはならない

理由　虚血性大腸炎の初発症状は**下痢，腹痛，下血**であるが，すべての徴候がそろうとは限らない

■ 下血，血便の原因疾患

- 高齢者では虚血性大腸炎，痔疾患，大腸癌の順に多く，若年者では炎症性腸疾患，痔疾患が多い．しかし，高齢者の虚血性大腸炎では基礎疾患を合併している場合が多く，壊死型，狭窄型などの重篤な病型が多い．
- これらの典型的症例では下血を伴う腹痛が主訴となりやすく，鑑別疾患の中で虚血性大腸炎は上位に上るが，出血量が少なかったり，便排出運動低下がみられる場合には遅れて下血してくることがある．

ピットフォールと対策

◆ 高齢者の急性腹症では，虫垂炎，憩室炎，急性膵炎，ヘルニア陥頓，腸間膜動脈塞栓症など下血をきたしやすい疾患が数多くある．また，典型的な症状が出にくかったり，他の症状からマスクされていたりすることもあり，多くの鑑別診断を思い浮かべて診察にあたるべきである．

◆ 腹部全体の痛み，または下腹部の痛みを伴う場合には必ず直腸指診を行う．この時直腸内の便を擦り取ってくるようにすると，その性状を見ることで計りしれない情報が得られる．

ワンポイント知識

● 虚血性腸炎は腸間膜動脈の虚血が原因で発症し，左側結腸に多いといわれる．一般には高齢者に多いが，必ずしも動脈硬化が原因ではなく，若年者にもみられることがある．一般的には，動脈硬化の危険因子である，加齢，高血圧，糖尿病，高脂血症，肥満，喫煙などの要因があるほど危険性は高い．ストレスなどによる一過性の血管攣縮でも生じるといわれる．

● 診断はかつては消化管造影検査であったが，現在は大腸内視鏡で診断する．しかし，腹痛の強い時期の高齢者の大腸内視鏡検査は危険性が増すので，絶食による腸管の安静で経過をみる．後日大腸癌を否定するために消化管の検索は大切である．

【野口　修】

疼痛の診察時には**皮疹の有無を確認**しなければならない

理由 帯状疱疹による神経痛のことがある．治療開始が遅くなると**ヘルペス後疼痛**が発症しやすい

痛みを訴えて外来受診をする人の中には帯状疱疹に伴う痛みが原因で受診するケースがある．腰背部や側胸部などに2・3個しか皮疹が出現していない状況では，患者自身が皮疹に気付いていないことが多く，衣服を脱がせて確認しないと見落としてしまう．

- 帯状疱疹は水痘ウイルス（VZV）が初感染後に後根神経節周囲に潜伏し，数十年後に再活性化され神経に沿って出現した病態である．
- 帯状疱疹の発症部位は胸部の肋間神経領域が最も多いが，三叉神経領域，腰背部，坐骨神経領域などにも出現する．
- ヘルペス後疼痛；PHN；Post Herpetic Neuralgiaは皮疹が痂皮化した後も神経痛が続く状態で，数カ月〜数年間続く例もある．
- VZVは体内で活性化して増殖し始めたときから神経を傷害して，神経痛の原因となる．治療開始が遅いと神経傷害の程度が強くなり，神経痛の後遺症が残る可能性が高くなる．

ピットフォールと対策

[ピットフォール]
- ◆ 女性に遠慮をして，きちんと皮膚まで観察しないと見逃してしまう．
- ◆ 皮疹が患者自身に見えにくい場所に数個しかない場合もある．
- ◆ 変形性脊椎症による腰痛，肋間神経痛，坐骨神経痛と間違えやすい．
- ◆ 疼痛のみが先に出現し，**皮疹が翌日以降出現**する例がある．
- ◆ 皮疹出現前では帯状疱疹の診断は不可能である．
- ◆ 典型的な水疱を来たさない場合がある．

[対　策]
- ◆ 急性の疼痛性疾患では面倒がらずに痛みの部位や周辺の皮疹の有無をきちんと観察する．
- ◆ 急性の疼痛疾患では皮疹がなくとも帯状疱疹も鑑別にあげる．
- ◆ 患者自身に翌朝に皮疹が出てくる可能性があることを伝えておく．

【長田　薫】

発症間もない糖尿病では膵臓癌の鑑別を忘れてはならない

理由 膵臓癌などの悪性疾患のために糖尿病状態となることがある

- 初診の糖尿病患者を診察する際は，二次性糖尿病の可能性を忘れない．癌に伴い糖尿病状態となることはよくあるが，膵臓癌は象徴的である．
- 特に，肥満，家族歴などのリスクファクターがない，発症間もない糖尿病の場合は身体所見，画像診断などで積極的に膵臓癌，肝臓癌，胃癌，大腸癌，肺癌などの悪性疾患の鑑別を進める．また，SPIDDM（slowly progressive insulin-dependent diabetes）などのⅠ型糖尿病の可能性も検討する．

■ 癌以外で糖尿病となる場合
- 先端巨大症やクッシング症候群などの内分泌疾患，肝硬変，ステロイド剤の投与，感染症に伴う糖尿病の可能性を検討する．

■ 初発の糖尿病をみた場合にすべきこと
- ［検査］血糖，HbA1c, BUN, Cr, Na, K, Cl, T.Chol（LDL），HDL, TG, 尿タンパク（尿中アルブミン），眼底検査（眼科），アキレス腱反射，心電図，胸部X線写真
- 癌の可能性が考えられる場合は内視鏡，CT，腫瘍マーカーなどを検討する．特に，膵臓癌が疑われる場合は腹部エコーの感度が低いので造影CTを施行する．

ピットフォール
- ◆ 著明な高血糖状態が続くと糖の利用障害のために体重減少が生じる．癌の進行による体重減少を高血糖に伴うものと考え，癌の診断が遅れることがある．
- ◆ 糖尿病で治療中の患者さんの血糖コントロールが悪化した場合，食事療法がうまくいかないため，またはSU薬の二次無効などのためと考え，癌の発症による血糖コントロールの悪化を見逃すこともある．

【菅野一男】

ベイスン®, グルコバイ®, セイブル®内服中の低血糖時には単なる糖質摂取を指示してはならない

理由 ベイスン®, グルコバイ®, セイブル®内服中の低血糖時には, **ブドウ糖以外**の糖質摂取では, 低血糖を改善できない可能性がある

- αグルコシダーゼ阻害薬（ベイスン®, グルコバイ®, セイブル®）は多糖類の吸収を抑制する. したがって低血糖時に2糖類であるショ糖（砂糖）を摂取しても, ショ糖からブドウ糖への分解がすぐには進まず, 低血糖の改善効果が期待できない可能性がある.
- 清涼飲料水の中にはブドウ糖が入っているものが多いのでブドウ糖の多い清涼飲料水をチェックしておくように指導する.
- 例えば, コカコーラ350 mlにはブドウ糖が12.95 g入っているが, ダイエットコークには含まれていないという知識も必要である. オロナミンCやポカリスエットのブドウ糖含有量も多い.
- ❗ αグルコシダーゼ阻害薬を処方するときはブドウ糖も一緒に！ しかし, ブドウ糖の使用目的も「ベイスン®を飲んでいて低血糖になると砂糖をなめても改善しないかもしれないので, 必ずブドウ糖を持ち歩いて低血糖のときに使って下さい」というように患者さんに繰り返し説明する. 毎回グルコバイ®とブドウ糖を同時に服用して血糖上昇をきたした例もある.
- 経口糖尿病薬は, 下の表のように大別される.

血糖コントロールの悪いまま（HbA1c ≥ 8%）でのSU薬の高容量・長期投与は原則的に避ける.

一般名	商品名	作用機序
スルホニル尿素（SU）薬	オイグルコン® グリミクロン® アマリール®	・インスリン分泌刺激 ・アマリール®はインスリン抵抗性改善効果も有
速効型インスリン分泌促進薬	スターシス® ファステック® グルファスト®	・速効性インスリン分泌促進
αグルコシダーゼ阻害薬	ベイスン® グルコバイ® セイブル®	・ブドウ糖の吸収遅延
ビグアナイド（BG）薬	グリコラン® メルビン®	・肝の糖新生抑制 ・インスリン抵抗性の改善
チアゾリジン誘導体	アクトス®	・インスリン抵抗性改善

【菅野一男】

1章 内科・外科　❶外来診察　14　　　⊘相対

糖尿病網膜症の有無を確認せず急激に高血糖を改善してはならない

理　由　高血糖の急速な改善により**網膜症が悪化する**ことがある

- 網膜症がある場合，血糖コントロールを急速に行うと網膜症が悪化することがある．
- 糖尿病の未治療期間が長い場合，高血糖が持続していた場合（HbA1c：8～10％以上），血圧コントロールが不充分な場合などの条件があると，血糖が改善後に網膜症の悪化の危険性が高い．このような場合は，糖尿病の治療をしても，網膜症が悪化する可能性があることを患者さんに事前に説明することが重要である．
- 網膜症がある場合は，穏やかな血糖コントロールが重要であることを患者さんに説明しておく必要がある．
- 最初の段階で，患者さんを含めた糖尿病治療チーム内で治療目標を設定することが重要である．

ピットフォールと対策

- ◆薬物治療をしなくても，食事療法の改善だけで血糖が急速に改善することがある．この場合は食事療法を緩めて血糖の急速な低下を防止することもある．
- ◆患者さんには，徐々に血糖を改善することが望ましいので，生活習慣の面でも最初からがんばりすぎないように説明し，医療者と患者さんが協力して糖尿病の治療に向かう条件を整備する．
- ◆充分な裏づけには乏しいが，1～2ヵ月でHbA1cの低下が1％以下になるように血糖をコントロールすることが望ましいと考えられている．しかし，HbA1c 10％とHbA1c 8％をそれぞれ9％と7％に低下させるのではアウトカムに違いが出る可能性があるが，そこまで解析したデータはない．
- ◆網膜症の悪化の可能性がある場合は，低血糖が起こりにくいような治療の工夫も重要である．

＊網膜症の悪化の最大の要因は長期間の高血糖状態であることを忘れずに説明し，理解してもらう．

【菅野一男】

麻疹・水痘の初感染が疑われる患者さんを一般病室に入院させてはならない

理由 麻疹・水痘ウイルスは感染力が強く，診断確定前に**空気感染予防策**を実施すべきであり，隔離しておかないと周囲に拡大する危険性が高い

- 院内感染の防止には，感染源の除去，感染経路の遮断，易感染者の保護が大切であるが，このうち感染経路の遮断は感染拡大防止にきわめて重要である．

［病原菌の感染経路と対策］

① 空気感染：飛沫の核となる微粒子が感染性病原体を含み，空気の流れに乗って広く拡散．
- ◆対策：陰圧の個室など特別な空気の流れや換気設備のある場所に隔離する．特殊マスク（N-95）の着用 ［ 結核・水痘・麻疹 ］

② 飛沫感染：病原体が咳やくしゃみなどの飛沫によって短距離を飛散し，2〜3m以内に落下する．飛沫が浮遊し続けることはない．
- ◆対策：Standard Precaution 手洗いの励行．場合により手袋・マスクの着用 ［ インフルエンザ菌・連鎖球菌・肺炎球菌・マイコプラズマによる肺炎，インフルエンザ，流行性耳下腺炎，風疹，髄膜炎菌による髄膜炎 ］

③ 接触感染：感染者や感染性微生物に汚染されたものへの接触による．
- ◆対策：Standard Precaution 手洗いの励行や手袋着用．場合によりゴーグル・マスク・ガウンの着用 ［ ブドウ球菌感染症，大腸菌やロタウイルスによる腸管感染症，赤痢，A型肝炎 ］

ピットフォールと対策

◆ 成人発症の麻疹が増加していること，あるいはワクチン接種歴のある人の発症も報告されており，注意が必要である．

◆ 麻疹に特徴的であるコプリック斑は初診時に100％出現するわけではない．

◆ 高熱や全身性の皮疹を診たら，**一般患者とは別室で待機・診療をする**．判断に迷う場合には，皮膚科医に皮疹を診てもらう．

【 長田　薫 】

1章 内科・外科 ❶ 外来診察　16

🚫 相対

リウマチ反応陽性や抗核抗体陽性のみで，関節リウマチや膠原病と診断してはならない

理由　リウマトイド因子（RF）や抗核抗体（ANA）の検査は，健常女性でも**非特異的に陽性結果**が出ることがしばしばある

- RFは血清中のIgGのFc部分に対する自己抗体である．RFは関節リウマチ（RA）患者の70〜90％に検出されるが，RA以外の膠原病や感染症罹患時，あるいは健常者でも低レベルで検出されることが知られている．
- ANAは細胞核成分に対する種々の自己抗体を検出する検査である．全身性エリテマトーデス（SLE）など種々の膠原病で陽性になるが，RF同様健常人でも検出されることがしばしばある．
- RFもANAも特に女性では健常でも低値ながら検出されることが多い．近年の検査感度の上昇により，微量な自己抗体を検出することが可能となったが，感染症に伴う一過性の抗体産生などの影響なども考えられており，微量の自己抗体の病的意義は不明である．
- RAもSLEも診断基準にきちんと照らし合わせて診断する．

> **ピットフォールと対策**
> ◆ 前医にRAになる可能性があると指摘されたと患者さんが主張すると，その診断に引きずられることがある．
> ◆ RFの非特異的反応を見て「あなたはリウマチの気があります」などと，易者のごとき説明をする医師がいることも理解しておく．
> ◆ SLEなどの膠原病では，初発の症状が出現してから診断基準をすべて満たすようになるまで，数年かかる場合がしばしばある．
> ◆ 膠原病として疑わしい臨床症状や血清学的異常がある場合には，長期にわたる経過観察が必要であることを患者さんに充分伝える．

【長田　薫】

ZTT・TTT高値だけから慢性の肝障害と診断してはならない

理由 ZTT・TTTは**γ-グロブリン**の増加を反映するため，肝細胞障害以外に IgG, M, A が増加している病態でも高値を示す

- ZTT・TTTは肝機能検査の項目として知られており，慢性肝炎や肝硬変などで高値を示すので有名である．ZTTはKunkel硫酸亜鉛混濁試験（Zinc sulfate turbidity test）の略で，TTTはThymol混濁試験（Thymol turbidity test）の略である．共に血清中のγ-グロブリンやβ, γ-グロブリンの増加を検出する検査である．
- γ-グロブリンはウイルス感染症の急性期や回復期，膠原病などの免疫系が刺激されている病態では産生が高まるので増加する．また，多発性骨髄腫では病的なγ-グロブリンが増加する．いずれの場合もZTT・TTTは高値を示す．

ピットフォールと対策

◆ ZTT・TTTは血液検査結果報告書では，肝機能検査として分類されているため，その異常を示す病態は肝障害とつい思いがちである．

◆ ZTT・TTT高値を見たら，タンパク質分画・IgG, M, Aの検査を追加し増加しているグロブリンがγかβかを鑑別する．肝硬変などではβが増加している．さらにγ-グロブリンの増加を認めた場合には，免疫電気泳動検査を行い，モノクローナルかポリクローナルかを鑑別する必要がある．モノクローナルな増殖では多発性骨髄腫の鑑別が重要になり，血液専門医に相談が必要である．

【長田　薫】

1章 内科・外科　❶外来診察　18　🚫相対

若年のうつ状態の患者さんをうつ病と即断して抗うつ薬を開始してはならない

理由　統合失調症（精神分裂病）でうつ状態を呈する場合があり，その場合に抗うつ薬単独治療では統合失調症が増悪することがある

- 若年者で情動の鈍麻，会話の欠乏，思考力の低下，意欲の低下などのうつ状態を呈する場合，一見うつ病のように見えても統合失調症のことがある．

1 うつ状態を呈する状況
- うつ状態はうつ病以外の精神疾患でも出現する．また，精神疾患でなくとも失望・喪失などの精神的苦痛や持続する身体的苦痛，ある種の薬剤の影響など様々な原因で出現する．若年者で家族との別離，受験の失敗，失恋，失職など明確な誘因のないうつ状態では，精神疾患の鑑別が必要である．
- 若年発症のうつ病は比較的少なく，統合失調症や神経症によるうつ状態の可能性がある．

2 抗精神病薬と抗うつ薬の作用機序
- 統合失調症に使用する抗精神病薬は，脳内のドパミン伝達の阻害や抗セロトニン作用など，モノアミン系伝達阻害が主要な作用機序で，そのため神経遮断薬と呼ばれる．一方，抗うつ薬の作用機序は不明な点が多いが，モノアミン系の増加やセロトニン受容体機能低下が関与するといわれ，抗精神病薬とは拮抗すると考えられる．

3 統合失調症に対する抗うつ薬単独治療
- 統合失調症に抗うつ薬単独治療で，興奮した混乱状況，幻覚妄想，異常行動が増加したとの報告がある．

> **ピットフォールと対策**
> ◆ 明らかな異常言動や行動がない場合，統合失調症を疑うことは難しい．
> ◆ 若年者ではうつ病は比較的少ないことから，明らかな誘因がないうつ状態では専門医を紹介する．その際，親が世間体を気にして精神科受診を拒否しそうな様子があれば，心療内科宛に紹介状を作成する．

【長田　薫】

1章 内科・外科 ❷処方 **1**

🚫相対

感染性腸炎が疑われる患者さんに強力な下痢止めを投与してはならない

理由　病原性大腸菌（O-157）などVero毒素産生性の腸炎では，鎮痙薬の投与が腸管内の細菌を停滞させ，抗生物質により死滅した菌体から放出されるVero毒素により**溶血性尿毒症症候群（HUS）**を引き起こすことがある

- 病原性大腸菌（O-157など）ではVero毒素が産生され，腸管出血性大腸炎となる．さらに死滅した菌体内部から腸管内へ大量にVero毒素が放出されることにより，溶血性尿毒症症候群（HUS）が発症すると考えられている．安易な鎮痙薬（ブスコパン®，ロペミン®など）の投与は腸管内の細菌を停滞，増殖させ，HUSの発症の危険を高めることにつながる．

[感染性下痢症の原因菌（頻度順）]
- ノロウイルス，腸炎ビブリオ，サルモネラ菌属，ブドウ球菌，病原大腸菌，カンピロバクター類，ウェルシュ菌，その他

[急性下痢症の分類]
- 感染性腸炎，抗生物質起因性大腸炎（偽膜性大腸炎，出血性大腸炎）

> **ピットフォールと対策**
> - ◆ 下痢症の鑑別にあたっては，発症から2週間以内の急性下痢かそれ以上経過している慢性下痢か，疑わしき食物摂取歴の有無，海外渡航歴，家族内発症，抗生物質の服用の有無など充分な問診が重要な手がかりを与える．
> - ◆ 多くの感染性腸炎では抗生物質や鎮痙薬の投与は不要で，充分な補液と腸管安静を保つことにより治療が可能である．
> - ◆ 38℃以上の発熱，10行/日以上の下痢，血便・嘔吐・腹痛の存在，著明な脱水症状などが見られた場合には，抗生物質を投与し，入院管理とするのがよい．

【野口　修】

1章 内科・外科 ❷処方 2　🚫絶対

牛乳アレルギーの患者さんの下痢にラックビー®を投与してはならない

理由　牛乳アレルギーの患者さんにラックビー®を投与すると**アナフィラキシー様反応**が起こることがある

- bifidobacterium製剤（ラックビー®）は消化管内で酢酸を含む揮発酸と乳酸を生成する．この酸が腸内のpHを下げ，有害細菌の繁殖増殖を抑制する効果をもたらす．下痢症で82.4%，便秘症でも77.9%の有効率がある．
- わが国における下痢症の重要な鑑別診断のひとつに牛乳アレルギーがあり，これらの患者さんではラックビー®に対するアナフィラキシー様反応が起こりうることが知られている．
- 牛乳アレルギーは牛乳に含まれるタンパクのラクトグロブリンやカゼインに対するアレルギーではないかと推定されている．カゼイン含有の薬剤はラックビー®以外にもタンナルビン®，メイアクト®，エマベリン®などがあり，注意が必要である

ピットフォールと対策

◆ bifidobacterium製剤は広く用いられている整腸薬である．一般的には安全性が高い薬剤であるが，牛乳アレルギーの患者さん（主訴は下痢であることが多い）に対しては注意を要する．牛乳アレルギーの患者さんはこれまでに指摘されていることが多く，問診にて診断が可能である．

◆ 牛乳でおこる下痢症の乳糖不耐症はラクターゼ機能低下症状であり，牛乳アレルギーとは区別する必要がある．

◆ 牛乳アレルギーの患者さんにはbifidobacterium製剤やガゼイン含有薬剤が禁忌であることをよく指導する必要がある．

【野口　修】

薬剤アレルギーの問診をせずに，消炎鎮痛薬や抗生物質を投与してはならない

絶対

1章　内科・外科　❷処方　3

理由　消炎鎮痛薬や抗生物質起因性の**アナフィラキシー反応**は致死的となる可能性がある

- 薬物アレルギーを起こしうる頻度の高い薬物は，抗生物質，鎮痛解熱薬，造影剤などである．投与から発症までの時間はアナフィラキシーの場合には10分程度，遅延型反応の場合には1〜2週間程度である．また，アレルギー型反応以外にも，各個人の特異体質反応や薬剤不耐症などの代謝障害などを含めて，広く薬物アレルギーと呼ばれている．
- 薬物アレルギーの臨床症状にはアナフィラキシー（様）反応，発熱（drug fever），無菌性髄膜炎，蕁麻疹，気管支喘息発作，溶血性貧血，血小板減少，紅皮症，間質性肺炎，急性間質性腎炎，光線過敏症（テトラサイクリン）など様々な病型がある．

[薬物アレルギーを疑ったら]
- 疑わしい薬物をすべて中止，または変更する．
- アナフィラキシー反応に対してはエピネフリン（ボスミン®）0.1％液を0.2〜0.3 ml皮下注する．ステロイド薬（ソルコーテフ®，サクシゾン®）には即効性がない．
- 気道確保，酸素投与，静脈確保を考慮して高次医療施設への移送を検討する．

対　策
- ◆ あらゆる患者さんの診察時に「お薬でアレルギーを起こしたことはありませんか」と聞く習慣をつけることが重要である．
- ◆ 疑わしい服薬歴には，薬物の種類・量・期間，症状の内容，即時型か遅延型か，など詳細に問診する．

【野口　修】

1章 内科・外科 ❷処方 4　　　　　　　　　　　　　🚫相対

アルサルミン®とニューキノロン系抗菌薬の併用には注意しなければならない

理由　同時に服用することにより，ニューキノロン系抗菌薬の**吸収遅延や阻害**をきたす

- スクラルファート（アルサルミン®）には基質タンパク保護作用があり，これにより胃粘膜保護効果が見られる．さらに胃液ペプシン活性化抑制，再生粘膜の発育・血管増生などの作用により潰瘍治癒効果がもたらされる．
- 一方スクラルファートには併用薬剤の吸着作用により，消化管からの吸収遅延や阻害作用があるため，併用薬の選択には注意を要する．この作用は服用時間をずらすことにより弱まることが知られており，適切な服薬指示により回避することも可能である．
- スクラルファートとの併用により吸収遅延が起こる薬剤にはニューキノロン系抗菌薬，ジギタリス製剤，フェニトイン，テトラサイクリン系抗生物質などがある．

> **ピットフォールと対策**
>
> ◆ スクラルファートはもっとも古くから広く頻用されている胃粘膜保護薬である．さらにニューキノロンは最近では最も広く用いられている抗生物質の一種である．さらにジギタリス製剤なども心疾患では用いられることが多い．これらの薬剤が併用される確率は高く，胃粘膜保護薬の中で，スクラルファートを第一選択としている場合には処方時に適切な指導が必要になる．
>
> ◆ ニューキノロン系抗菌薬，ジギタリス製剤，フェニトイン，テトラサイクリン系抗生物質などを投与する場合には，併用する胃粘膜保護薬に注意を払い，スクラルファート以外のものを選択するか，スクラルファートを選択する場合には服用時間をずらすなどの工夫が必要である．

【野口　修】

1章 内科・外科 ❷処方 5　　　　　　　　　　　　　　　　⊘相対

消炎鎮痛薬とニューキノロン系抗菌薬の併用には注意しなければならない

理由　キノロン薬は**中枢興奮作用**をもち，抗炎症薬併用により増感され**痙攣を発現**することがある

- マウスの腹腔内投与における間代性痙攣誘発試験によると，フェンブフェンの代謝産物であるBPAAによる誘発増強効果は1.25〜800倍にいたる．これは，キノロン薬のGABA受容体に対する相互作用が抗炎症薬によって著しく増強され，GABA結合阻害をきたすことが引き金になっていると考えられている．
- 当初はエノキサシンとフェンブフェンの組み合わせによる作用と考えられたが，その後様々な組み合わせで起こること，およびキノロン薬単剤でも痙攣誘発作用が報告されるようになった．

ピットフォールと対策

◆ キノロン薬と抗炎症薬の併用による痙攣発現の背景には，痙攣の既往，腎機能障害，高齢者，薬物中毒など薬物の異常動態を疑わせる要因がある．多くのキノロン薬は腎排泄型であり，高齢者など腎機能低下が疑われる場合にはキノロン薬そのものの投与を慎重にする必要がある．

◆ ニューキノロン薬の投与にあたっては抗炎症薬の併用は慎重を要し，特に不眠，頭痛，ふらつきなどの中枢神経症状が見られたり，高齢者，腎機能低下例などでは併用を避けるべきである．

ワンポイント知識

ニューキノロン系抗菌薬の使い方

わが国ではキノロン系抗菌薬も他の抗生物質と同様，1日3回内服が標準的とされている．しかし，キノロン系は短時間でもより高濃度で菌と接触させる方が有効とされ，そのため欧米諸国では1・2回投与が原則である．日本でも感染症専門医が少しずつ増えつつあり，やはり1回投与，例えばクラビット®(100) 3錠〜5錠1回を推奨している．欧米では5錠1回であるが，わが国では1日量として5錠は保険適応外である．1回投与に周囲の理解が得られない場合には，シプロキサン®(200) 2錠 分2で処方する．スパラ®やメガロシン®などの新規のキノロン薬は1日1回投与となっている．スパラ®は光線過敏症に注意が必要である．

【野口　修】

1章 内科・外科 ❷処方 6　　　　　　　　　　　　　🚫絶対

緑内障の患者さんにセルシン®，アモバン®などを投与してはならない

理由　ベンゾジアゼピン系薬剤は弱い抗コリン作用があり，眼圧上昇による**急性狭隅角緑内障の増悪**をきたす

- 睡眠薬や抗不安薬として日常的に用いられているベンゾジアゼピン系薬剤には弱い抗コリン作用があるため，狭隅角緑内障の悪化や重症筋無力症の症状増悪などが見られることがあり，投与禁忌となっている．これは最近開発された非ベンゾジアゼピン系薬剤のアモバン®でも見られる作用であり，剤形の点でも内服/注射/坐薬を問わず見られるため注意が必要である．
- 一方，バルビツール酸誘導体や抗精神薬のフェノチアジン誘導体，ブチロフェノン誘導体などにはこのような作用はない．

ピットフォールと対策

◆ ベンゾジアゼピン系薬剤は広く日常診療の中で使用されているにもかかわらず，狭隅角緑内障患者への投与禁忌についてはあまり知られていない．また，内視鏡前処置や入院患者さんの不眠時指示などにも一般的に用いられるが，緑内障合併の有無を確認した上で投与されているかどうか，すべての施設で安全要綱に盛り込むべき重要事項であると考える．

◆ 睡眠薬，抗不安薬投与にあたってはその必要性を明確に判断することが重要であり，安易な処方は厳に慎むべきである．

◆ 各種検査前投薬，病棟における不眠時指示など，施設ごとの安全要綱を見直す必要がある．ただし，眼科で治療を受けていたり，狭隅角緑内障でなければ，投与してもよい．

参考⇒「閉塞隅角緑内障の有無を確認せずにブスコパン®を投与してはならない」（P82）

【野口　修】

1章 内科・外科　❷ 処方　7

❌相対

高齢者に高容量の**ドグマチール**®を投与してはならない

理由 スルピリド（ドグマチール®，アビリット®）は通常量投与でも**錐体外路症状**を生じることがある

- スルピリドは心因性の要因が関与していると考えられる胃・十二指腸潰瘍への効能として150 mg/日の投与が認められている．一方，統合失調症，うつ病，うつ状態に対する向精神薬として用いる場合には150〜600 mg/日の投与量となる．
- スルピリドは抗潰瘍薬としての通常量の使用でも，錐体外路症状を生じることがあり，特に，腎機能が低下している高齢者に用いると，高い血中濃度が持続するおそれがある．

［スルピリドの過量投与による副作用］
- 錐体外路症状，睡眠障害，眠気，ふらつき，口渇，プロラクチン値上昇による乳汁分泌，など．錐体外路症状としては，全身倦怠感，足のもつれ，振戦，硬直，仮面様顔貌，無動など．

ピットフォールと対策

◆ 高齢者に対する処方にあたっては，肝機能と腎機能の低下している可能性を考慮する必要がある．高齢者では血清クレアチニン（sCr）が正常でも糸球体濾過量（GFR）が低下している患者さんが多く見られる．高齢者では薬物の投与量には充分に注意を払い，副作用を念頭においた経過観察と，投与量の調節が必要である．

◆ スルピリドの服用量と血中濃度は一定の関連がなく，症例ごとにかなりのばらつきが見られるという報告がある．特に，漫然と長期投与されるうちに少しずつ錐体外路症状が出現してくると，脳血管障害が進行しているように誤解される可能性がある．

【野口　修】

1章 内科・外科　❷処方　8　⊘相対

胃潰瘍の患者さんに消炎鎮痛薬を長期投与すべきではない

理由　消炎鎮痛薬はシクロオキシゲナーゼ阻害による**プロスタグランジン（PG）合成抑制**をきたし，**胃粘膜障害**をきたすため，胃潰瘍が増悪する

- 非ステロイド系抗炎症薬（NSAIDs）はシクロオキシゲナーゼ阻害によるPG合成抑制をきたし，胃粘膜障害を起こすほか，表層粘液細胞の直接障害（Davenportの仮説），一酸化窒素（NO）やエンドセリンなど多くの機序が関与している．
- PGE_1誘導体の misoprostol（サイトテック®）やPGE_2誘導体の enprostil（カムリード®）は，NSAIDs存在下でも胃粘膜障害の抑制作用がみられ，これらの薬物の併用が勧められる．
- 近年，シクロオキシゲナーゼ阻害をきたさない抗炎症薬としてCOX-2阻害薬（モービック®）などが開発されており，胃粘膜障害作用が少ないことが示されている．

!ピットフォールと対策!

◆ 胃潰瘍患者に消炎鎮痛薬が投与されるケースは，胃潰瘍の疼痛軽減として誤って処方される場合，慢性関節リウマチ合併例の場合，血小板凝集抑制薬としてアスピリンが投与される場合，などである．胃潰瘍の患者さんに消炎鎮痛薬を長期投与する必要がある場合には，COX-2阻害薬やNSAIDsのプロドラッグ製剤など胃粘膜障害作用の少ない製剤を選択する．

◆ 長期投与が予想される場合には制酸治療またはPG系薬物の併用が必要である．PG系胃粘膜防御製剤やH_2ブロッカーを併用することが勧められる．

参考➡　「"坐薬のNSAIDsは胃潰瘍，十二指腸潰瘍を起こさない"と考えてはならない」（P129）

【野口　修】

1章 内科・外科 ❷処方 9 ⊘相対

高脂血症の患者さんにメバロチン®とクロフィブラートの併用は禁忌である

理由　横紋筋融解症の発生率が上昇する

- スタチン系薬剤とフィブラート系薬剤は，それぞれ横紋筋融解症の原因となる可能性がある

●スタチン系薬剤	メバロチン®，リポバス®，リピトール®，ローコール®，リバロ®，クレストール®
●フィブラート系薬剤	ベザトールSR®，リポクリン®，アモトリール®

ピットフォールと対策

[ピットフォール]

◆ スタチン系薬剤とフィブラート系薬剤を単独で投与しても，横紋筋融解症が生じる可能性がある．個人差が大きいので，投与の初期は筋痛やCKのチェックを慎重に行う．また，投与量に依存してCKの上昇がみられることがあるので，投与量を慎重に見極めて処方できることがある．

◆ スタチン系薬剤を処方すると横紋筋融解症に対する注意事項が細かく記載された注意書きが患者さんに渡るため，患者さんが過敏になって，スタチン系薬剤を飲みたがらない傾向があり，逆効果になっている面もある．

◆ 腎障害があると，横紋筋融解症を恐れてスタチン製剤の投与を躊躇することがあるが，脂質代謝の改善が腎障害の進行を抑制する可能性が示唆されているので，慎重に投与することも重要である．

[対　策]

◆ 原則としてスタチン系薬剤とフィブラート系薬剤の併用は行わない．

◆ スタチン系薬剤で効果が不充分な場合は，コレスチラミドなどの陰イオン交換樹脂など，フィブラート系以外の薬剤との併用を試してみる．

◆ 投与量を増量する場合も横紋筋融解症に注意が必要である．

【菅野一男】

1章 内科・外科　❷ 処方　10　🚫絶対

高脂血症薬で劇症肝炎を来たす場合がある事を忘れてはならない

理由　スタチン系（HMG-CoA還元酵素阻害薬）薬剤のアトルバスタチンによる肝炎・劇症肝炎の報告がある．**定期肝機能検査**が必要である

近年わが国でも高脂血症の患者は増加傾向にあり平成12年の調査では2,200万人と推定され，国民栄養調査では30代以降の男性の２人に１人，女性では50代以降の２人に１人が高脂血症であろうと推定されている．

- 高脂血症の薬物治療においてスタチン系薬剤の有用性は高く，種々の臨床試験ですぐれた結果が報告されている．
- アトルバスタチン（リピトール®）は他のスタチン系薬剤が無効な高コレステロール血症にも有効なことが多々あり，有用な薬剤である．
- 2003年４月からの３年間でアトルバスタチンの関与が否定できない肝炎・劇症肝炎が12例報告され，うち４例が死亡している．
- アトルバスタチン投与時は開始前に肝障害がない事，開始後または増量後の３カ月間に１回以上，その後は半年に１回は定期肝機能検査を行う事が推奨されている．
- アトルバスタチンの年間推定使用者数は210万人と報告されており，重症肝障害の発生頻度はかなり低いと考えられる．

［ピットフォールと対策］

［ピットフォール］

◆ メバロチン®が無効でリピトール®に変更する際に，同じスタチン系なので今まで副作用がでなければ大丈夫と誤解する場合がある．

◆ 薬の説明文の「副作用で筋力の低下などが出現することがある」を読んで「内服後に力が抜けた」と感じ，内服を自己中断して医師には黙っていることがある．医師は「６カ月もメバロチンを内服しているのに全く効果がないので，リピトールに変更してみよう」と変える事がある．きちんと内服しているか否かの再確認が重要である．

［対　策］

◆ アトルバスタチンに限らず，スタチン系薬剤を投与する際には，開始後数カ月は定期肝機能検査を実施する．

◆ 高脂血症治療中でコレステロールや中性脂肪の検査をする際に，肝機能検査も合わせて行う．

【長田　薫】

1章 内科・外科　❷ 処方　11　🚫絶対

チクロピジン内服開始後2カ月は**定期的な血液検査**を忘れてはならない

理由　チクロピジン（パナルジン®など）は**重篤な肝障害**や**高度の血球減少**を惹起する薬剤として有名で，2002年7月に厚生労働省よりチクロピジンに関する緊急安全性情報が出され，注意が喚起されている

- 同薬による重篤な肝障害を来たした例がある．
- 同薬による血栓性血小板減少性紫斑病（TTP）を来たした例がある．
  （TTP：Thrombotic Thrombocutopenic Purpura）
- 同薬による重篤な無顆粒球症や汎血球減少を来たした例がある．
- 同薬による重篤な有害事象発症例のおよそ9割は開始後2カ月以内
  TTP 90.2％，顆粒球減少症 88.1％，重篤な肝障害 86.8％が2カ月以内
- <u>同薬内服開始後は2週毎に2カ月間，血算・肝機能検査が必要</u>

[チクロピジンの商品名]

パナルジン，パナピジン，ピクロジン，チクピロン，ジルペンダー，パラクロジン，プロパコール，ピエテネール，アンプレート，イパラジン，ソーパー100 mg，ソロゾリン，ネオピジン，ニチステート，パチュナ，ヒシミドン，ビーチロン，ファルロジン，マイトジン，ロベタール

[チクロピジン適応疾患]

種々の血栓の予防

- チクロピジンは強力な抗血小板作用を有し，脳血栓や虚血性心疾患増悪が予想されるような状況では臨床上有用な薬剤である．
- 少量のアスピリン投与中の胸痛や一過性脳虚血発作（TIA）などの場合には，チクロピジンの併用は適切と考えられる．

:ピットフォールと対策:

[ピットフォール]
- ◆ 重篤な有害事象を強調しすぎると，患者は処方されても内服しない．
- ◆ 2週後が連休のため4週後に来院した時には重症な肝障害を来していた報告例がある．

[対　策]
重篤な血球障害や肝障害の報告はほとんどが服用開始後2カ月以内であるので，「投与開始後2カ月間は必ず2週毎に血算・肝機能検査を行う必要がある」ことを医師も患者も薬剤師も認識するシステムを構築する．

【長田　薫】

1章 内科・外科 ❷処方 12 🚫絶対

尿酸排泄薬で劇症肝炎を来たす場合がある事を忘れてはならない

理由
尿酸排泄薬のベンズブロマロン（ユリノーム®）で劇症肝炎の報告がある．
開始後しばらくは**定期肝機能検査が必要**である

糖尿病，高脂血症，肥満などの生活習慣病（成人病）の患者は年々増加しており，そのような状況の患者ではしばしば高尿酸血症も伴っている．

生活習慣の改善指導後も血清尿酸値9.0g/dl以上の高尿酸血症が持続する場合には，薬物療法を考慮する．薬物療法では尿酸を下げる目的で尿酸排泄薬のユリノーム®を投与する場合と尿酸生成抑制薬のアロプリノール（アロシトール®・ザイロリック®）を使用する場合がある．

- ベンズブロマロンの劇症肝炎の報告がある（2000年2月緊急安全情報）．
- 同薬による劇症肝炎の発症率は0.003％以下である．
- 重篤な肝障害の発症の多くは6カ月以内である．

尿酸排泄薬：ベンズブロマロン

商品名；ユリノーム，ベンズマロン，ラウナンス，トレビアノーム，ガウトマロン，ウロリープ，キランガ，ブロマノーム，ナーカリシン，ムイロジン

ピットフォールと対策

[ピットフォール]
- ◆医師にはユリノーム®は尿酸生成抑制薬のアロプリノールよりも有害事象が少なく安全という思いがある．
- ◆生活習慣病の患者は働き盛りが多く，受診も不定期になりがちで，採血を指示しても「今日は多忙で次回」と延期を繰り返す人がいる．

[対策]
- ◆生活習慣の改善には意識改革が大切ですぐに薬物療法を開始しない．
- ◆食事療法をしながら検査値の推移をみる一方で，定期通院がまもれる人柄・状況を確認して薬物療法を開始する．
- ◆生活習慣の改善には食事を作る主婦の存在が重要なので，妻や母親がいる場合には一緒に来院してもらい，食事指導のほか薬物療法との定期受診の重要性，有害事象の有無を伝える．

【長田　薫】

血液透析療法中の患者さんにアルサルミン®の長期投与は禁忌である

絶対

1章 内科・外科 ❷処方 13

理由 アルミニウムが**蓄積**して，**アルミニウム脳症**や**アルミニウム骨症**を起こすことがある

- 胃粘膜防御因子増強薬のアルサルミン®やマーロックス®には，アルミニウムが含有されている．
- 血中のアルミニウムのほとんどはタンパクと結合しており，透析によって除去できない．
- 体内に蓄積したアルミニウムは，アルミニウム脳症やアルミニウム骨症の原因となる．腎不全患者にアルミニウムを含むアルサルミン®を長期投与してはならない．

■ アルサルミン®以外のアルミニウム含有製剤
- 消化性潰瘍治療薬の中の防御因子増強薬にはアルミニウム含有のものが多いので注意が必要である．
    → マーロックス®，マックメット®，イサロン®，グルマール®
- バファリン81®にも少量のアルミニウムが含有されているが，透析患者への影響は不明である．

ピットフォールと対策
- ◆ 内服薬にアルミニウムが含有されているとは考えにくいので，知らなければ透析患者にも安易に投与してしまう．
- ◆ 透析患者に処方する場合は，アルミニウムを含有していないことを確認してから処方する．

【菅野一男】

1章 内科・外科 ❷処方 14　⊘相対

狭心症の患者さんにカフェルゴット®を処方してはならない

理由 エルゴタミンの**血管収縮作用**により，狭心症発作を誘発することがある

- カフェルゴット®やジヒデルゴット®は偏頭痛に対してしばしば用いられるが，これらのエルゴタミン製剤は血管収縮作用を有するため，狭心症の患者さんに投与してはならない．
- 狭心症以外にも，閉塞性動脈硬化症，レイノー症候群などの血管障害の可能性がある場合は投与を慎重にする必要がある．
- 高齢者では血管収縮作用が致命的になるケースがあるので，投与を慎重にする必要がある．

ピットフォールと対策

[ピットフォール]
- ◆ 糖尿病患者では無痛性の狭心症の診断がつかないでいることがあるので，カフェルゴット®の投与には充分注意が必要である．基本的には負荷試験で狭心症が除外されていない限りはカフェルゴット®の処方をしないほうがよいかもしれない．
- ◆ エルゴタミンは眼圧を上げる可能性があるので，緑内障による頭痛と偏頭痛の鑑別が重要である．

[対　策]
- ◆ 偏頭痛の診断を正しくつけてからカフェルゴット®を処方する．緑内障の可能性が否定できない場合は，眼科にコンサルテーションする．
- ◆ カフェルゴット®を処方する場合は狭心症がないことを確認する．特に糖尿病がある場合は要注意．
- ◆ 虚血性心疾患以外の血管障害にも配慮する．
- ◆ エルゴタミンはβ遮断薬の血管収縮作用と相乗効果をもつ可能性があるので，β遮断薬を投与している場合は，カフェルゴット®の投与を慎重にする必要がある．

【菅野一男】

1章 内科・外科 ❷処方 15 ⊘相対

緑内障の患者さんにリスモダン®を投与してはならない

理由 リスモダン®には**抗コリン作用**があり，閉塞隅角緑内障の患者さんに長期投与をすると**緑内障が悪化**するおそれがある

- リスモダン®の抗コリン作用のために，緑内障が悪化する可能性がある．
- 緑内障の悪化とともに，排尿障害の悪化にも注意が必要である．
- リスモダン®は投与前後での血清K値のチェックや投与後の低血糖のモニターが必要な薬である．

ピットフォールと対策

[ピットフォール]
- ◆ 抗コリン作用をもつ薬が多いことと，緑内障の患者さんの比率が高いことから，リスモダン®投与などによる，緑内障の悪化が懸念される．
- ◆ 緑内障でも閉塞隅角緑内障以外では抗コリン作用は問題にならず，検査時などの一時的な使用でも多くは問題にならない．
- ◆ 低K血症や低血糖のモニターが必要な薬剤である．
- ◆ 患者さんは眼の病気と心臓の病気は無関係と考え，自己申告しないことがある．

[対　策]
- ◆ 抗コリン作用をもつ薬は多いので，緑内障の有無を確認は重要である．
- ◆ 緑内障の患者さんには，医療機関受診時には「緑内障で通院中です」と自己申告するよう指導することが大切．眼科医のみならず，気がついた医師はその都度指導する．特に高齢者は複数診療科の医師による反復指導が重要である．
- ◆ 抗コリン作用のある処方薬を整理して一覧表にしておく．
- ◆ 抗コリン作用のある薬剤を処方する際のチェックリストに緑内障・膀胱機能障害・前立腺肥大を入れておく．

【菅野一男】

1章 内科・外科 ❷処方 16 　　　　　　　　　　❌相対

グレープフルーツと同時内服注意の薬剤があることを忘れてはならない

理由 グレープフルーツに含まれる成分が**薬物代謝**に影響を与える場合がある

- 多くの薬剤は肝臓や消化管で代謝され，腎を経て尿中に排泄されるか胆汁から便に排泄される．薬物代謝酵素のチトクロームP450（CYP）は薬物相互作用に大きく関与し，その阻害により薬物代謝が遅延し薬剤の血中濃度が上昇することがある．
- グレープフルーツに特異的に含まれるナリンジンなどのフラボノイドは小腸壁のCYPを阻害するために，ある種の薬剤の代謝遅延による血中濃度の上昇が知られている．これらの作用には個人差が大きいとされるが，1回のグレープフルーツジュースの飲用により阻害作用が24時間持続したとの報告もあり，毎朝摂取する習慣の人には注意が必要．

1 グレープフルーツジュースによるCYP阻害の影響を受けやすい薬剤
- ◆ 降圧薬：ジヒドロピリジン系カルシウム拮抗薬
    - バイミカード®，ペルジピン®，バイロテンシン®，ムノバール®，ヘルベッサー®，ワソラン®
- ◆ 高脂血症治療薬：リポバス®
- ◆ 催眠導入薬：ハルシオン®
- ◆ 免疫抑制薬：ネオーラル®
- ◆ 抗HIV治療薬：フォートベイス®

2 グレープフルーツジュース類似のCYP阻害作用を有する薬剤
- ・クラリス®，エリスロマイシン，イトリゾール®，タガメット®，オメプラール®，バクタ®
    ※ CYPにも種々あり薬剤により作用する分子種が異なる

3 CYPを誘導し薬物代謝速度を上げる作用を有する薬剤
- ・リファンピシン®

【長田　薫】

1章 内科・外科 ❷処方 17

🚫相対

鉄剤服用時に厳しい**お茶の飲用制限**をする必要はない

理由 **鉄欠乏状態**では鉄の吸収が亢進していること,および現在の鉄剤は徐放性のためにお茶の影響は臨床的に問題にならない

- わが国には,1968年の硫酸第一鉄とお茶のタンニン酸が結合して吸収が抑制されるという論文以来,鉄剤服用時の禁茶指導が一般的で,すべての医学書に記載されているという日本特有の状況がある.
- 現在の鉄剤は徐放製剤のため胃腸の中でお茶と接触している時間が長くなく影響を受けにくい.また,鉄欠乏貧血の患者さんで,鉄剤+水の群と鉄剤+お茶の群では血清鉄上昇の変化に全く差がないという臨床試験が複数あり,鉄欠乏の状態では鉄の吸収率は亢進しているとされる.したがって,鉄剤投与時に過度に禁茶指導をする必要はない.

📖 ワンポイント知識

- 日本人では通常の食事から吸収される鉄分は1日量で1mg程度
- 日本人女性の生理で喪失する鉄分は10〜40mg程度
- 生理の2〜4日目に凝血塊が多く出る女性は鉄欠乏になりやすい

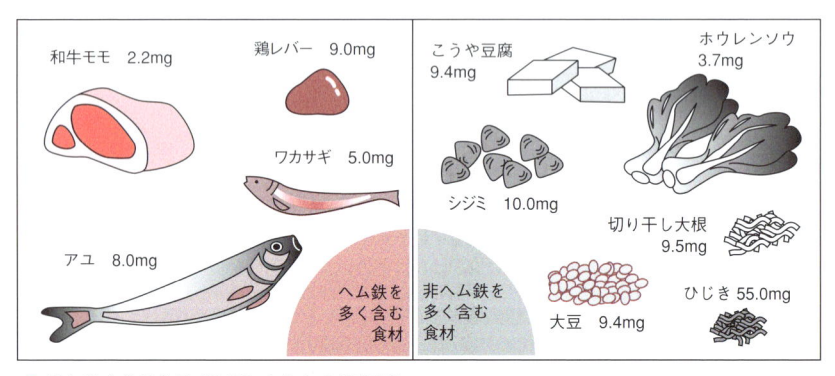

ヘム鉄を多く含む食材
- 和牛モモ 2.2mg
- 鶏レバー 9.0mg
- ワカサギ 5.0mg
- アユ 8.0mg

非ヘム鉄を多く含む食材
- こうや豆腐 9.4mg
- シジミ 10.0mg
- ホウレンソウ 3.7mg
- 切り干し大根 9.5mg
- 大豆 9.4mg
- ひじき 55.0mg

● 鉄を多く含む食品(100gあたりの含有量)
鉄には"ヘム鉄"と"非ヘム鉄"があり,吸収されやすいヘム鉄は魚や肉に,吸収されにくい非ヘム鉄は野菜,貝類,穀物に多く含まれている.これらはビタミンCや動物性タンパクと合わせて摂取すると吸収がよくなる.

【長田 薫】

1章 内科・外科 ❷処方 18　⊗相対

複数の甘草(カンゾウ)含有漢方製剤を同時期に長期併用してはならない

理由　甘草には容量依存性に**ステロイド類似作用**が出現するため，長期大量内服では，高血圧・糖尿病・偽アルドステロン症を発症することがある

- 一般に漢方薬は種々の生薬が含まれているが，混合生薬として"甘草"が配合されているものが多い．例えば"葛根湯"も"小柴胡湯"なども成分として甘草を含有する．この2剤を同時に長期間内服すると，大量の甘草を長期内服することになり，血圧や血糖値の上昇，カリウム値の低下が出現することがある．

■ 漢方薬と併用注意の薬剤

① 甘草含有製剤との併用注意 → 低カリウム血症が起こりやすい
　　ラシックス®，ダイアート®
② 麻黄(マオウ)含有製剤との併用注意 → 頻脈，動悸，発汗過多が起こりやすい
　　メチエフ®，チラージン®，テオドール®
　　＊麻黄の主要成分はエフェドリンである．
　　＊エフェドリンには中枢興奮作用，発熱作用，交換神経刺激作用，鎮咳作用などがある．

ピットフォールと対策

◆ 生薬は安全であると考えている人が少なくない．
◆ 漢方薬処方時は甘草と麻黄の含有の有無を常に確認する．
◆ 常用薬を尋ねられても漢方薬は関係ないと考え，常用薬はないと答える人がいる．
◆ 漢方薬を処方する際には，他の漢方薬内服の有無，特に甘草含有製剤内服の有無，麻黄含有製剤内服の有無の確認が大切である．

【長田　薫】

1章 内科・外科 ❷処方 19　　　　　　　　　　　　　　　　相対

出血傾向の有無を確認せずに少量のアスピリンを投与してはならない

理由　少量のアスピリンの連続投与は，**血小板凝集抑制作用**を有する一方で，血管内皮を介しての血小板凝集作用は弱いので，出血傾向を助長する

1 アスピリンの抗血小板作用
- 血小板のアラキドン酸は種々の酵素の作用で，強力な内因性血小板活性化物質であるトロンボキサンA_2（TXA_2）に変換される．アスピリンはシクロオキシゲナーゼ（COX）を阻害してTXA_2合成を阻害する．

2 アスピリンジレンマ
- アスピリンは血管内皮のプロスタグランジンI_2（PGI_2）合成を抑制し，PGI_2の血小板凝集抑制作用と血管拡張作用を抑制する．したがって，血小板凝集抑制作用の一方で，血管内皮を介して血小板凝集促進作用を有する．これをアスピリンジレンマという．
- 少量のアスピリン反覆投与では血小板のTXA_2阻害作用は蓄積されるが，血管内皮細胞への作用は蓄積されず抗血小板作用が大きくなる．

3 アスピリンの効果持続時間
- アスピリンとCOXの結合は不可逆的で効果は5〜7日間持続する．

4 アスピリン以外の抗血小板薬
- パナルジン®：血小板のcAMPを増加させ凝集能を抑制する．またフィブリノーゲンと血小板膜糖タンパク質の結合も抑制する．
- ペルサンチン®，プレタール®：cAMP分解を阻害して血小板や血管平滑筋のcAMP濃度を上昇させ，血小板凝集抑制や血管拡張作用を発現する．

ピットフォールと対策
- ◆ 観血処置を行う際には，1週間前からアスピリン内服中止を指示する必要がある．2，3日前の中止では不充分である．
- ◆ 施設として，観血処置を行う患者さんすべてに処置の説明文を配布する．その中にアスピリン，パナルジン®などは1週間前から中止するよう記載したものを用意しておく．

【長田　薫】

1章 内科・外科　❷処方　20　⊘相対

ワーファリン内服中の患者さんに，安易に消炎鎮痛剤を処方してはならない

理由　**ワーファリンの作用が増強**され重篤な出血性合併症を誘発することがある

抗血栓療法の一つとしての抗凝固療法は，深部静脈血栓症，心疾患，脳血管疾患など種々の血栓症の治療や再発予防目的で行われている．

抗凝固療法はプロトロンビン時間（PT）を標準化した**PT-INR値**（International normalized ratio）を指標に行うことが推奨されるが（下表参照），出血性合併症の危険性も増加する．

厳格な抗凝固療法中に消炎鎮痛剤（NSAID）を投与すると，ワーファリンの作用が増強されINR値がさらに上昇し，重篤な出血を起こす危険性が高くなる．

- INRが2以上では出血傾向が強くなり，2.6以上では**出血性合併症の危険性が高くなる**．
- NSAIDはワーファリンの作用を**増強**させるので，併用時はINR値を頻回に測定してワーファリンを減量する必要がある．

ピットフォールと対策

[ピットフォール]
- ◆ ビタミンKは納豆以外にもクロレラ・青汁などに多く含まれ，ワーファリンの作用を減弱する．
- ◆ 頭痛や腰痛など疼痛性疾患の際には，患者は痛みが気になりワーファリン内服中の事を医療者に伝えるのを忘れがちである．

[対　策]
- ◆ NSAIDを処方する際には既往症や他院通院の有無を十分に確認する
- ◆ 患者に"お薬手帳"を持参で医療機関を受診するよう教育する

主な疾患/病態	推奨されるINR値
外科手術時の深部静脈血栓の予防	1.5〜2.0
腰部や大腿骨骨折の手術時の深部静脈血栓の予防	2.0〜3.0
深部静脈血栓の治療	2.0〜3.0
肺梗塞の治療	2.0〜3.0
一過性脳虚血発作（TIA）の治療	2.0〜3.0
心房細動時の血栓の予防	2.0〜3.0
心筋梗塞時に2次血栓予防	2.0〜3.0
人工弁置換術後	3.0〜4.5

$$\text{PT-INR} = \frac{\text{正常血漿のPT}}{\text{患者血漿のPT}}$$

【長田　薫】

ワーファリン内服中は青汁などの**ビタミンK含有の健康食品，サプリメント**の摂りすぎに**注意**の指導を忘れてはならない

理由

納豆以外にも緑黄色野菜にビタミンKが含まれており，健康食品では大量に含有している場合がある．（クロレラ，青汁などの健康食品にはビタミンKがかなり含まれており，連日の服用によりワーファリンの作用がかなり減弱する．ビタミン系のサプリメントの中にもビタミンKを含有するものがある）

高齢化社会を反映して心房細動の患者さんが増加しており，70歳代では5％に心房細動が認められる．慢性心房細動では脳梗塞発症のリスクが増加するため，ワーファリンなどの予防的抗凝固療法を行う場合が多い．

ワーファリンによる治療はPT-INR値を指標に治療する（**参考** P67）．食生活が原因でINR値が低下してしまい，ワーファリンを増量しなければならない例があり，健康食品摂取の影響を考慮する必要がある．

- ワーファリンは肝臓でのビタミンKを介した凝固因子産生を抑制して抗凝固効果を発揮するため，ビタミンK摂取で減弱する
- ビタミンKは納豆の他，青汁，クロレラなどにも多く含まれる
- 緑黄色野菜はビタミンKを含有するがその量はそれほど多くないため，厳しい緑黄色野菜の摂取制限は不要といわれている

ピットフォールと対策

[ピットフォール]
- ◆ ワーファリン内服中の納豆禁止の指導はよくなされるが，医師には青汁やクロレラなどの健康食品のビタミンK含有量までの知識はない．
- ◆ 健康食品は体に良いものと考えているので，患者は医師に相談しない．
- ◆ 青汁の連用でPT-INRが低下した患者にワーファリンを増量し，患者が急に愛飲を中止したためにINRが上昇する場合がある．

[対 策]
- ◆ ワーファリンを処方するときには，次のような注意点を文章にして作成しておき患者さんに渡して指導する．

①出血合併症の危険性 ②出血症状出現時の対応 ③消炎鎮痛剤併用の注意 ④納豆の禁止 ⑤クロレラ・青汁の制限．

【 長田　薫 】

1章 内科・外科 ❷処方 22

カフェイン過敏症の患者さんにテオドール®を投与してはならない

理由 　**動悸，気分不快**を引き起こす可能性がある

- カフェイン・ネオフィリン®・テオドール®などのキサンチン誘導体は，中枢興奮作用，心刺激作用，末梢血管抵抗低下作用，気管支拡張作用，利尿作用を有する．また，末梢血管は拡張するが脳血管は収縮する．
- カフェインは脳血管収縮作用があるので頭痛薬としても用いられる．
- カフェインが眠気覚ましとして知られているのは，その中枢興奮作用のためであり，中枢興奮作用や心臓刺激作用から運動能力も向上させると考えられる．
- カフェイン過敏症では，同じキサンチン系物質のテオフィリンの内服により頻脈，血圧低下，気分不快，脳貧血様症状を起こしやすい．
- コーヒーや紅茶を飲むと動悸や気分不快などが生じる人がいるのはカフェイン過敏症のためである．

対策

◆ テオドール®を処方する時には「コーヒーを飲んで胸がドキドキしたり，気分が悪くなることはありませんか？」と聞く習慣をつける．

memo

◇ カフェインはコーヒーのみならず，紅茶，煎茶，ウーロン茶に含まれる．また，コーラ，チョコレート，ガムなのお菓子類にも含まれている．市販の滋養強壮剤，風邪薬にも含まれていることが多い．

◇ カフェイン中毒なる言葉があるが，ネオフィリン中毒のような医学的な意味より，コーヒーが飲めなくなるとイライラするなどの禁断症状様の状態を指していうことが多い．

◇ カフェインに習慣性があるのは事実だが，アルコールのように医学的に問題になる禁断症状があるわけではなさそうである．

【長田　薫】

ウイルス疾患の既往を確認せず，**ステロイド**を投与してはならない

理由 ステロイド投与中は**易感染性**になる．特にウイルス疾患は治療薬がなく，麻疹や水痘に初感染すると重症化しやすい

- ステロイド薬の投与により細胞性免疫・液性免疫が障害され，ウイルス疾患に罹患しやすくなる．

1 ステロイドによる免疫障害の機序

- リンパ球破壊によるリンパ球数の減少やリンパ球機能の障害により，細胞性免疫の低下や抗体産生などの液性免疫の低下をきたし，ウイルスや結核菌に対する免疫力が低下する．既感染者では抗体産生によりウイルスの増殖が抑制されるが，免疫機能抑制時でのウイルス初感染では，ウイルスが抗体で中和されず重症化する．
- また，好中球・マクロファージなどの機能も抑制するため，細菌や真菌に対する抵抗力も低下する．

2 ステロイド薬以外で免疫抑制作用を有する経口内服薬

- エンドキサン®，アザニン®，ブレディニンフ®，ネオーラル®，サラゾピリン®，リウマトレックス®，リマチル®

ピットフォールと対策

◆ ウイルス疾患の既往を覚えていない人も多い．ウイルス抗体価は感染後長期間経過していると測定感度以下になることがある．

◆ ワクチン接種を受けていても，長期間経過後に再感染することがある．

◆ 問診と患者さんの教育が重要．ウイルス疾患の既往歴やワクチン接種歴を確認，患者さん周辺に麻疹や水痘患者がいないかの確認が大切である．特に麻疹や水痘などは空気感染を起こすので，幼児が幼稚園や保育園から運んでくる可能性についても説明しておく必要がある．外出後の含嗽・手洗いの必要性についても説明しておく．

◆ ワクチンなどの予防接種は禁忌である．

【長田　薫】

喘息の患者さんにむやみに鎮痛解熱薬を処方してはならない

理由 アスピリン喘息の場合には，鎮痛解熱薬で喘息発作を誘発する危険性が高い

- アスピリン喘息は，成人の喘息患者の約1割と推定されている．
- アスピリン喘息の患者さんは，アスピリン以外の非ステロイド性消炎鎮痛薬（NSAIDs）でも喘息発作を誘発する可能性が高い．

1 アスピリン喘息の臨床的特徴
- 20歳代後半から50歳代前半に発症し，小児喘息の既往はない．慢性鼻炎や慢性副鼻腔炎を伴うことが多い．また嗅覚障害を合併する頻度が高い．臨床症状からアスピリン喘息と診断できる特異症候はなく，確定診断には負荷試験が必要である．

2 アスピリン喘息の発症機序
- アスピリンはシクロオキシゲナーゼを阻害してアラキドン酸代謝経路に影響を与え，プロスタグランジン，トロンボキサン，ロイコトリエンなどの炎症性メディエーターに影響を及ぼすことにより，気道過敏性を亢進させて喘息発作を誘発すると考えられる．

3 アスピリン類似の喘息発作誘発機序を有するNSAIDs
- インダシン®，ポンタール®，ブルフェン®，ロキソニン®，ナイキサン®，フェルデン®

4 喘息患者に比較的安全に使用できるNSAIDs
- ソランタール®，ペントイル®，ピリナジン®

5 NSAIDs以外にもアスピリン喘息に注意が必要な薬剤
- アスピリン喘息患者の多くは，コハク酸エステル型の副腎皮質ステロイドで発作が誘発されたり，増悪することがある．
- ソル・コーテフ®，サクシゾン®，ソルメドロール®

【長田　薫】

狭心症が疑われる患者さんに安易にペルサンチン®を投与してはならない

理由 狭心症患者ではペルサンチン®投与により**胸痛が出現**することがある

- ペルサンチン®は心臓の冠動脈を拡張する作用があり，冠拡張薬に分類されている．冠動脈の一部が狭窄している患者さんにペルサンチン®を投与すると，冠血管拡張作用により狭窄していない分枝の血流が増加し，狭窄部位末梢の血流が低下するcolonary steal syndromeが起こり，患者さんは胸痛をきたすことがある．

■ 狭心症が疑われる際の対応

① 冠危険因子の有無を確認し，危険因子除去の指導をする

　　　冠危険因子：高血圧，高脂血症，糖尿病，喫煙，肥満など
　　　　　　　　→ 禁煙指導，生活習慣の改善指導

② 狭心症発作予防のための投薬をしながら専門医を紹介する

- 高血圧の治療　　→　ARB（アンジオテンシンⅡ受容体拮抗薬），ACE阻害薬，Ca拮抗薬，β遮断薬
- 高脂血症　　　　→　スタチン製剤によるLDLの低下
- 糖尿病治療　　　→　糖尿病のコントロール
- 冠拡張薬の投与　→　ニトロペン®，ニトロール®，シグマート®
- 抗血小板薬の投与→　バイアスピリン®，バファリン81®

ピットフォールと対策

- ◆ ペルサンチン®は冠拡張薬に分類されているため，薬のハンドブックだけをみて処方すると，狭心症症状のある患者さんに処方しがちである．
- ◆ 冠危険因子を含めた病歴の聴取，臨床症状，検査所見から狭心症が疑わしいか否か充分検討する．
- ◆ 狭心症の診断的治療目的で処方する際は，まずニトログリセリン（NTG）の舌下錠を処方すべきである．
- ◆ NTGが著効し冠危険因子がある場合には，循環器専門医を紹介する

【長田　薫】

1章 内科・外科　❸ 検査　1　🚫絶対

誤嚥しやすい患者さんにガストログラフィンやバリウムを用いた上部消化管造影検査を行ってはならない

理由　造影剤を誤嚥することで肺水腫，**誤嚥性肺炎など**を引き起こす可能性がある

- 誤嚥しやすい患者としては，脳血管障害・反回神経麻痺など器質的疾患のある患者などはもちろんのこと，長期間の臥床や絶食をしていた高齢者などがあげられる．
- ガストログラフィンは高張性のヨード系造影剤で（生理食塩水に対する浸透圧比約9），誤嚥をすると肺水腫・呼吸困難を引き起こす．
- バリウム自体は体内に吸収されることはなく，また安定度が高く，毒性がないことより消化管造影の際の非常に優れた造影剤である．しかし気管内に入ると，排出されることなくとどまり，呼吸困難，肺炎，肺肉芽腫の形成等を引き起こすおそれがある．

対策

◆ 誤嚥しやすいと思われる患者さんに対しては検査の必要性を考える．内視鏡検査で代用できる場合はそちらを選択する．造影検査が必要な場合は保険適応外であるが水溶性のヨード剤で浸透圧比の低い物，例えばイオパミロン150®（浸透圧比約1）等を使用する方法がある．

◆ 万が一誤嚥した場合は，体位ドレナージによる自己排出を促し肺内に残らないようにする．また早急に気管支鏡下の洗浄を行った上で観察を十分に行い，急速に進行する呼吸困難，低酸素血症，胸部X線によるびまん性肺浸潤陰影が認められた場合には，呼吸管理，循環管理等の適切な処置を行う必要がある．

【嘉和知靖之】

1章 内科・外科 ❸検査 2　　　　　　　　　🚫絶対

消化管穿孔が疑われる患者さんにバリウム造影を行ってはならない

理由　バリウムが腹腔内に漏れると**バリウムによる腹膜炎**を起こす

- バリウムが腹腔内に漏れることにより起こる腹膜炎は緊急手術の対象となる．バリウム自体は体内に吸収されることはなく，また安定度が高く毒性はないが，腹腔内に漏れだしたバリウムは，洗浄したとしても完全に除去することが困難である．
- 小児の腸重積を透視下で整復する際も，穿孔した際の腹膜炎の可能性を考え，水溶性造影剤または空気を用いている．
- また消化管穿孔以外にも，食道－気管瘻－気管支瘻の疑いの患者さん，結腸閉塞の疑いのある患者さんなどは，バリウムを使用してはいけない．

対 策

◆ 一般的に消化管穿孔を疑う患者さんに造影検査を行うことは禁忌であるが，行う場合にはガストログラフイン®など水溶性消化管造影剤を用いる．例えば胃切除術後症例では，吻合部の状態を把握する目的で造影検査を行うことがある．この場合に縫合不全のある症例では腹腔内に造影剤が漏出することになるが，そのような場合でも腹膜から吸収されるガストログラフイン®を用いて造影を行う．また，管腔外への溢流を認めた場合にはすみやかに撮影をして検査を終了する．

【嘉和知靖之】

内視鏡検査・治療を指示するときに抗血栓療法の有無の確認を怠ってはならない

理由

近年，ワーファリン®，バイアスピリン®，パナルジン®などの内服症例は急増しているが，内視鏡検査・治療などによる止血コントロールが不良となる合併症が報告されている（参考→ P89）

- 抗血栓療法の普及に伴い，これらの薬物内服患者が内視鏡検査・治療を受ける機会も急増している．事前の十分な適応判断や対策を行わないと，重篤な出血による合併症を来たす可能性がある．
- 適応の判断は，①内視鏡検査・治療の必要性，②手技の内容（観察のみ，生検，切除を含む処置など），③抗血栓療法を中断することの危険性（基礎疾患の増悪），④用いられている抗血栓薬の種類などから検討する．

  ①内視鏡検査・治療の必要性
  　検診目的か，腹痛などの症状に対する検査目的，待機的な癌治療目的など，内視鏡を行う必要性や他の検査・治療法がないかなどについて十分検討する．

  ②内視鏡手技の内容による分類
  　日本消化器内視鏡学会などでは内視鏡下での手技を生検，マーキングなどの低危険手技と粘膜切除，ポリペクトミー，胃瘻造設などの高危険手技に分類している．

  ③基礎疾患による抗血栓療法中断の危険性
  　基礎疾患が血栓症の高危険群（人工弁置換後，冠動脈の薬物溶出ステント例など）の場合には，抗血栓療法の中断による血栓症状発現の危険を考慮する必要がある．

  ④用いられている抗血栓薬の種類による影響
  　抗凝固薬（ワーファリン®）ではPT（INR：International Normalized Ratio）により評価を行い，必要ならヘパリン®に置換してから内視鏡を行うことを検討する．血小板凝集抑制薬（バイアスピリン®，パナルジン®など）では数日〜1週間程度の休薬を考慮する．

ピットフォールと対策

- ◆ 内視鏡検査・治療を指示する際には，感染症，心肺疾患の有無，薬剤（リドカイン®咽頭麻酔薬など）のアレルギー歴，消化管閉塞の有無，前処置（腸管洗浄剤ニフレック®など）・前投薬（ブスコパン®，鎮静剤など）の使用可否など注意すべきことは多い．これらに加え，抗血栓療法に対する配慮が不可欠であることを意識する必要がある．
- ◆ 個々の症例に応じた対応が必要であり，各学会のガイドラインなどを参照し，内視鏡医のみならず，基礎疾患の担当専門医との十分な相談が必要である．

【野口　修】

上部消化管内視鏡検査を仰臥位で行うべきではない

理由 検査中嘔吐した場合，誤嚥する可能性がある

- 上部消化管内視鏡検査では検査前に塩酸リドカインなどで咽頭麻酔を行っている．咽頭部に唾液などの分泌物が多いと誤嚥する危険性がある．特に前処置（禁食）が行われていない緊急内視鏡症例では胃内容の嘔吐の可能性があり，仰臥位で検査を行っていると両側の誤嚥性肺炎を起こす危険がある．

■ 検査の基本体位

- 上部消化管内視鏡を行う際，挿入開始時の基本体位は左側臥位のSims位（左足進展，右足屈曲）である．右腕は伸ばし右腰の上におき，左腕は体の前に伸ばしておく．あごが身体の正中線に位置するように枕の高さを調整する．

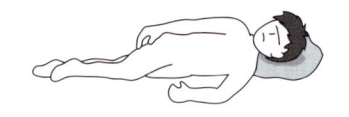

■ 関連した注意事項

- 口の中にたまった唾液などの分泌物は飲み込まず，自然に流出するに任せるようにし，患者さんの着衣が汚れないようにあらかじめガードする．検査中は急速・過量な送気，粗野な操作を行わないように注意する．検査終了後は咽頭深くまで水を入れてうがいすると，麻酔のために誤嚥する危険があるので行わないように説明する．

■ 仰臥位で検査を行う場合

- 頸椎術後など左側臥位がとれない患者さんや，内視鏡的胃瘻造設術を行う患者さんでは仰臥位で検査を行う．内視鏡的胃粘膜切除術を行う場合は，腫瘍の存在部位によっては仰臥位で行った方が容易な場合がある．いずれも熟練した医師が行うべきである．

【嘉和知靖之】

1章　内科・外科　❸ 検査　5　🚫絶対

中毒性巨大結腸症（toxic megacolon）では大腸内視鏡は禁忌である

理 由　中毒性巨大結腸症患者では**大腸壁が菲薄化**しており，容易に**穿孔**を起こす

■ 中毒性巨大結腸症とは
- 潰瘍性大腸炎やクローン病，偽膜性腸炎など炎症性腸疾患に伴って現れる結腸が異常に拡張した状態である．拡張が起こる機序は，炎症による出血や感染が高度となり結腸の平滑筋が損傷を受けて蠕動運動が低下する．その結果，腸内容が貯留し，さらに細菌増殖によって腸内ガスが発生して結腸が異常に拡張する．

［症状］
- 発熱，腹痛，腹部の膨隆，結腸に沿った圧痛，腸雑音の消失，頻脈を認める．敗血症性ショックの状態を呈することもある．

［検査所見］
- 腹部X線：結腸の著明な拡張
- 血液検査：白血球数の増加

対 策
◆ 中毒性巨大結腸症を疑った場合は，大腸検査を行わず，手術を考慮する．

📖 **ワンポイント知識**
- 大腸壁は胃壁と比較すると壁が薄い．そのため通常の状態での大腸内視鏡検査でも腸壁穿孔が5,000件に1件程度発生するとされる．また，大腸内視鏡前処置薬による腸管の破裂も報告されている．したがって，可能ならまず注腸検査を行うことが望ましい．
- 大腸内視鏡下のポリープ切除では，腸管穿孔の危険性はさらに上昇し，ポリープ切除術数百件に1件は穿孔する危険性がある．
- 大腸内視鏡検査や内視鏡下のポリープ切除を実施する際には，事前に充分な説明と，万が一穿孔した際の緊急対応の体制を整えておくことが望ましい．

【嘉和知靖之】

ビリルビン高値の患者さんに点滴静注胆嚢胆管造影（DIC）検査を行ってはならない

理由 黄疸や肝機能障害症例ではDICでの造影効果が不充分なことが多い

■ DIC（drip infusion cholangiography）検査とは

- 胆汁排泄性の造影剤（ビリスコピン）を点滴静注して胆嚢，胆管を造影する検査法．超音波検査だけでは診断しにくい総胆管結石の診断に有効である．高度黄疸症例（総ビリルビン＞5.0 mg/dl）では総胆管が造影されないので，検査をしても得られる情報がなく副作用の危険性のみがある．また軽度黄疸（総ビリルビン2.0 mg/dl以上），胆道系疾患，肝機能障害の症例でも，点滴静注胆道造影（DIC）における造影効果が不充分なことが多い．重篤な肝障害のある患者さんへの胆道造影剤使用は原則禁忌である．

対策

◆ 最近はMRIの性能が向上しており，質の高いMRCP像が得られるようになっている．DICと比較してもより低侵襲であり，黄疸症例などではMRCP検査を行うべきである．

ワンポイント知識

〈 総胆管結石に対する検査法としてCTとMRCPの比較 〉

総胆管結石の存在診断においては，MRCPの方がCTよりも優れている．MRCP画像では胆汁と結石のコントラストがはっきりしているからである．しかし，MRCP検査では偽陽性となる場合がある（胆管と肝動脈の交叉部など）ので注意が必要である．一方CT画像では石灰化結石は明瞭に描出されるが，石灰化を伴わない場合は，結石と胆汁とのCT値の差が少ないので，特に結石が小さい場合は見落としやすい．CTで総胆管結石を見落とさないためには，薄いスライスで撮影し，かつ単純CTと造影CTとを組み合わせて診断する必要がある．結石のみの診断ではなく，周囲の病変の有無などを含めた総合的な情報量ではCTの方が豊富である．

【 嘉和知靖之 】

1章 内科・外科　❸検査　7　🚫絶対

急性閉塞性化膿性胆管炎（AOSC）に対し，胆管内に造影剤を大量に入れてはならない

理由　胆管内圧が上昇し敗血症性ショックを引き起こす

1 AOSCとは

- 胆道閉塞時において胆管にうっ滞した胆汁の感染による胆管炎であり，発熱・黄疸・腹痛といったCharcotの三徴に加え，敗血症によるエンドトキシンショック*を合併し，意識障害およびショック症状が加わりReynoldsの五徴を呈する．死亡率は40～70％にも達する．原因としては胆管結石や悪性腫瘍による胆管閉塞があげられる．

2 AOSCの病態は

- うっ滞した胆汁に消化管から上行性に，大腸菌やクレブシェラなどグラム陰性桿菌を起炎菌とした感染が成立する．胆道内圧が上昇すると細菌に感染した胆汁が肝静脈へ逆流し，敗血症，エンドトキシンショックをもたらす．

3 AOSCの治療法は

- 緊急にショック対策と胆道ドレナージを行う必要がある．加えて抗生物質投与やDIC（播種性血管内凝固症候群）の治療を行う．胆道ドレナージの方法としては，経皮経肝的胆道ドレナージ（PTBD）や，内視鏡的乳頭括約筋切開術（EST）を付加する内視鏡的胆道ドレナージ（EBD），手術（総胆管を切開し，Tチューブを留置する）などの方法がある．いずれの方法も感染胆汁を充分に吸引する必要がある．またドレナージチューブが胆管内に留置されたことを確認する際に造影をしたくなるが，造影方法によっては（圧をあげると）敗血症の原因となる．

> **対策**
> ◆ 造影をする必要があっても，まずは胆汁を充分吸引しその後に少量の造影剤で造影をする．くれぐれも胆管内の圧をあげないようにする

*エンドトキシンショック
主にグラム陰性桿菌が死滅して内毒素が血中に放出されるとまずこれが白血球を破壊する．白血球が破壊されるとヒスタミンやセロトニンなどの血管に障害を与える化学物質が遊離される．これら化学物質の作用で毛細血管拡張や血液凝固が生じ，全身的な循環不全を招く．

【嘉和知靖之】

腎障害の有無を確認せずに造影CT検査を行ってはならない

1章 内科・外科　❸検査　8　⛔絶対

理由　造影CT検査の際に使用される**水溶性ヨード造影剤は尿中に排泄**される．腎障害を有する患者さんでは**腎障害が悪化**する

- 血管内投与された水溶性ヨード造影剤は約99%が尿中へ排泄されるため，投与方法や投与量にかかわらず腎臓に何らかの負荷がかかる．これによって起こる腎障害は，通常，可逆性，非乏尿性の変化であり，短期間で回復する．腎機能が正常の被検者ではほとんど影響されないが，腎機能の低下した被検者に造影剤を使用すると悪化しやすいので慎重に投与すべきである．
- 造影剤による腎障害の発生原因としては，以下の原因が考えられる．
    ① 尿細管細胞の障害
    ② 尿細管細胞内への尿酸塩結晶や各種タンパクの沈澱による尿細管の閉塞
    ③ 腎虚血　　などである．

対策

◆ 腎不全患者に水溶性ヨード造影剤を用いた検査（造影CT検査，血管造影検査など）を行う必要がある場合は，検査終了後に血液透析を行う．

ワンポイント知識

- 造影CT検査は造影剤の増強効果により，単純CTでは得られない多くの情報を提供してくれるので，CTはできるだけ造影で行う．
- 造影CTをすべて禁食で行うのは誤りである．
- 消化器系，特に胆嚢や胆道系をみる場合には，食事で胆嚢が収縮するので禁食が必要である．消化器系以外のCTでは禁食は避ける．
- 禁食による有害反応①：午後の造影CT検査で朝・昼禁食が続くと空腹で気分不快となり，造影剤を点滴されたときに嘔吐することがある．当初は造影剤そのもの有害反応で嘔吐すると考えられ，胃内容を減らす目的で禁食が医療機関に広まったが，逆である．
- 禁食による有害反応②：高齢者では腎機能が低下しているため，夏季の長時間の禁食・禁飲水により腎機能が一時的にさらに低下することがある．その状態で造影剤を点滴すると，腎障害を惹起しやすい．

【嘉和知靖之】

1章 内科・外科　❸検査　9　⛔絶対

ペースメーカー移植術後の患者さんにMRIの検査を行ってはならない

理　由　ペースメーカーは強力な磁石や磁気などによる**電磁波の影響**を受けると正常に機能しなくなる

- ペースメーカーは，刺激波を発生させる発信器（電池と電気回路が組み合わされている）と，この刺激を心臓に伝えるための細長い電極で構成されている．電極の先を心臓に取りつけ発信器と電極を接続すると，発信器から一定のリズムで心臓に電気刺激が伝わり，それに応じて心臓が拍動するしくみになっている．
- 最近ではペースメーカーは小さくなり，鎖骨下の皮下に発信器が埋め込まれている．埋込み後は通常の日常生活が送れるペースメーカーであるが，その電子回路部分が電磁波に弱く，MRI検査や，手術に用いられる電気メス使用により回路の頭脳部分が破壊され正常に機能しなくなる．

■ MRI検査以外にペースメーカー装着患者が気をつけなければならない場所・機器
　① 電磁波を発生する場所：発電施設，テレビやラジオなどの送信塔，高圧電線の下など
　② 体に通電または強い電波を発生する機器：医療用電気治療器，肩こり治療器などの低周波治療器，高周波治療器など．また磁石をペースメーカー本体に当てないこと，携帯電話は22cm以上話して使用することなどの注意が必要である．

対　策
◆ CT検査やエコー検査などで代用できる検査はそちらで行う．
◆ 植え込み型ペースメーカーでは，CT検査の際本体植え込み部に連続的にX線を照射すると，ペーシング出力が一時的に抑制されることがあり，注意が必要である．

【嘉和知靖之】

閉塞隅角緑内障の有無を確認せずにブスコパン®を投与してはならない

相対

理由 閉塞隅角緑内障が悪化することがある

- 前房隅角の流通障害である閉塞隅角（狭隅角）緑内障は，ブスコパン®などの抗コリン薬の作用で散瞳が起きると流出障害が増悪する．強力な散瞳作用をもつアトロピン，トロピカミドなどの点眼薬は当然のことながら，交感神経刺激，副交感神経抑制作用をもつ薬はすべて閉塞隅角緑内障では注意する必要がある．

[抗コリン作用のある薬剤]

- 抗コリン作用は鎮痙薬（コリオパン®，セスデン®など），抗ヒスタミン薬（ポララミン®，ペリアクチン®など），消化性潰瘍治療薬（コランチル®，メサフィリン®など），抗不整脈薬（リスモダン®，ピメノール®など），抗不安薬（リーゼ®，セレナール®など），催眠薬（レンドルミン®，ハルシオン®など）など比較的広い範囲の薬剤に認められる．

[緑内障に悪影響のある薬剤]

- 抗コリン薬の他，亜硝酸剤など血管拡張作用を有する薬剤（ニトロール®，ニトログリセリン®など）やステロイド薬（ソル・コーテフ®，プレドニン®など）も緑内障に悪影響を及ぼすといわれている．

> **ピットフォールと対策**
>
> ◆ 緑内障のうち開放隅角緑内障は散瞳による影響は少なく，抗コリン薬の絶対禁忌は無治療の閉塞隅角緑内障であるが，患者さん自身が緑内障の区分を正確に認識しているとは限らない．ただし，閉塞隅角緑内障の有病率は40歳以上の日本人の約0.3%で，緑内障全体の10％程度といわれており，また診断のついている閉塞隅角緑内障は多くの例でレーザー虹彩切除など予防措置をとられていることが多い．
>
> ◆ したがって，緑内障と診断され眼科に通院している患者さんに対し，上記の薬を単純に絶対禁忌とすることには問題があり，むしろ本人が自覚せずとも，狭隅角や浅前房などの素因をもつ人は抗コリン薬により急性発作を誘発することがあり，問診での判断には限界がある．
>
> ◆ このような薬剤を使用する場合は，現在無症状でも緑内障が悪化する可能性と，視力障害や眼痛，頭痛が出現したら眼科受診することを患者さんに説明しておくことが重要と思われる．

参考⇒ 『前立腺肥大の有無の確認をせずにブスコパン®を投与してはならない』（P83）

【矢野　真】

1章 内科・外科　❸検査　11　🚫相対

前立腺肥大の有無の確認をせずにブスコパン®を投与してはならない

理由　抗コリン作用により尿閉を誘発する

- 抗コリン薬であるブスコパン®（臭化ブチルスコポラミン）や硫酸アトロピンなどを投与すると，抗コリン作用による膀胱平滑筋の弛緩，膀胱括約筋の緊張により排尿困難を悪化させるおそれがある．
- 前立腺肥大症は高齢男性の排尿困難の原因として最も頻度が高く，日本では55歳以上の男性の16％が治療を要する前立腺肥大症を有するといわれている．

[尿閉を誘発する薬剤]
- 上記の薬剤以外にも，抗うつ薬（トリプタノール®，アナフラニール®など），抗ヒスタミン作用のある風邪薬（ダンリッチ®，PL顆粒®など），消化性潰瘍治療薬（コランチル®，メサフィリン®，ファイナリンG®など）なども尿閉を誘発することがある．

> **ピットフォールと対策**
> ◆ 上記の薬剤で尿閉をきたした場合は，数日間カテーテルで導尿を図ることで軽快することが多い．
> ◆ したがって，消化管造影検査などではむやみにブスコパン®を禁忌とせずに，尿閉に対応しながら，ブスコパン®を投与してきちんとした検査を行うべきという考え方もある．

参考 ➡ 『閉塞隅角緑内障の有無を確認せずにブスコパン®を投与してはならない』（P82）

【矢野　真】

1章 内科・外科　❸検査　12　⊘相対

気管支鏡検査時に粘膜下の腫瘤を安易に生検してはならない

理由　気管支動脈瘤の可能性がある

- 気管支動脈の蔓状血管腫や動脈瘤が粘膜下に存在すると，粘膜下腫瘍と鑑別が困難な場合がある．明らかな拍動が観察され粘膜に発赤を伴うこともあるが，単なる軟骨の突出のように見えることもあり，肉眼所見のみでは診断は難しい．

> **ピットフォールと対策**
>
> ◆ 肉眼的に拍動している場合，喀血や血痰の既往がある場合などは粘膜下腫瘤に対する生検は禁忌あるいは注意を要する．
>
> ◆ 鉗子で腫瘤を圧迫し，陥凹すれば血管性病変の疑いが強く，生検は控える必要がある．その場合は穿刺する方法もあるが，穿刺のみで大量出血することもあり，それらに対処できる状況で行うべきである．

➡ *Pick up*

気管支鏡による生検で気管支動脈を損傷し大量出血したことが報告されている貴重な論文がある（荒井他嘉司，他：気管支動脈拡張による気管支粘膜隆起の内視鏡所見と生検後大量出血，気管支学，12：496-501，1990）．以下のような気管支動脈拡張による粘膜病変の気管支鏡的特徴が記載されている．

1. 発生部位は右中葉に多く見られた．
2. 正常粘膜に被われた表面平滑，緊張性，半球状の隆起で，気管支の長軸方向にやや細長いものや，弾力性に富み，鉗子の尖端で圧迫すると凹みを生ずるなど血管性病変を示唆するものもある．
3. 隆起自身の拍動は必ずしも確認しにくいが，詳細な観察により拍動を確認される例もある．

参考➡　「喀血後の気管支鏡検査時にむやみに凝血塊を吸引してはならない」（P85）

【矢野　真】

1章 内科・外科 ❸検査 13 ⊗相対

喀血後の気管支鏡検査時にむやみに凝血塊を吸引してはならない

理由 再出血を起こすことがある

■ 喀血後の気管支鏡の目的
- 喀血後の気管支鏡の目的は，出血部位の特定や止血操作などである．硬性気管支鏡の時代には喀血直後の気管支鏡操作は危険とされていたが，ファイバースコープに熟練した医師が行う場合はむしろ積極的に気管支鏡を応用した止血操作を行うべきだとされている．

> **ピットフォールと対策**
>
> ◆ 気管支鏡検査時には比較的細い気管支，あるいはそれより末梢からの出血は凝血塊で閉塞してすでに止血されている場合がある．そのようなときに，より末梢の気管支を観察する目的で凝血塊を吸引すると再出血が起こることがある．喀血後の気管支鏡はとりあえず出血部位が確認できれば（少なくとも右か左か）目的の一つは達成されたと考えてよい．
>
> ◆ 止血が得られていない場合は，気管支鏡をウェッジする，ボスミン®生食やトロンビンを注入するなどの止血操作を行う．それでも止血できない場合は，バルーンカテーテルで気管支を閉塞する，左右分離換気用気管内チューブを挿入し健側に出血がたれ込まないようにするなどの方法を試みる．

> **ワンポイント知識**
>
> 〈気管支動脈塞栓術（bronchial artery embolization：BAE）〉
>
> 喀血制御のために気管支動脈塞栓術が行われる．荒蕪肺に陥った陳旧性肺結核，気管支拡張症，肺真菌症などがよい適応である．気管支動脈造影を行うと多くの喀血例では気管支動脈径の増大，新生血管像，気管支動脈−肺動脈シャントを認める．塞栓物としてはGelfoamの細片や金属コイルを用いる．肺アスペルギルス症ではしばしば胸壁に病巣がおよび，肋間動脈や内胸動脈などが喀血に関与するため，それらの血管も詰める必要がある．

【矢野　真】

1章 内科・外科　❹ 処置・手術　1

🚫 絶対

脳梗塞の急性期に血圧を下げてはならない

理由　血圧を下げることで**脳梗塞が重症化**する危険性が高い

- 脳梗塞発症の急性期は閉塞した血管領域の組織が障害され脳細胞の浮腫をきたす．それにより病巣周辺の血流も低下する．その状況で血圧を低下させると血流障害が進行し，梗塞巣周辺の脳細胞までもが障害を受けることがある．

■ 脳梗塞急性期の血圧コントロール
- 日本高血圧学会治療ガイドラインや米国急性虚血性脳卒中ガイドラインでは脳梗塞急性期の血圧に関しては以下のように推奨されている．

降圧治療対象：発症後1〜2週以内
　◇ 拡張期血圧 140 mmHg 以上が持続
　◇ 収縮期血圧 220 mmHg 以上
　◇ 動脈圧モニターで平均血圧 130 mmHg 以上
　◇ 降圧目標は前値の85〜90%
　◇ 降圧薬の静脈内投与は血圧が急激に下がり推奨できない

注意事項

◆ 旧来の本邦の脳血管障害の治療では，血圧が200 mmHgあるとアダラート®舌下による急激な降圧が一般的であった．最新のガイドラインを学んでいない先輩医師には，未だに急性期の血圧が180 mmHg程度でも降圧の指示を出す人がいるので，先輩の指示を真似るだけではだめである．

参考 ➡ 『血圧高値の患者さんにアダラート®舌下による急速降圧をはかってはならない』
（P88）

【長田　薫】

発作性心房細動ではWPW症候群の確認をせずにジギタリスやワソラン®を投与してはならない

理由 基礎にWPW症候群のある**発作性心房細動**では，ジゴキシン®やワソラン®により頻拍発作が増悪する危険性がある

- 一般に成人では心拍数が120/分を越えると患者さんは動悸で胸が苦しいと訴える．高齢者では長時間心拍数が140/分以上持続すると心機能が低下する危険性があるので，早急に心拍数を抑制する必要がある．心房細動では頻拍発作がしばしば生じ，発作性心房細動（paroxysmal atrial fibrillation：PAF）と呼ばれる．
- WPW症候群とは，Wolff, Parkinson, Whiteらにより提唱され，心臓に正常の房室結節-His束-左右両脚の伝導路以外にも短絡路という伝導路が存在することにより頻拍発作を生じる疾患群である．
- WPW症候群では，上室性頻拍と発作性心房細動の2種類の頻拍発作をきたす．心電図に特徴的なデルタ波を呈し，PR時間の短縮を認める．

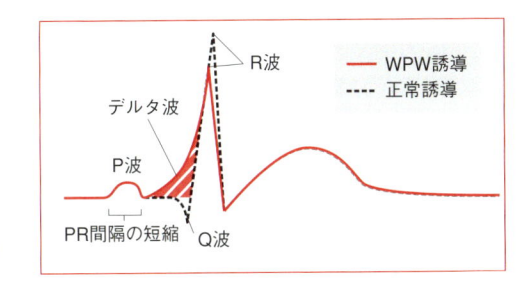

● WPW症候群の心電図

1 WPW以外の発作性心房細動
- 房室結節伝導を抑制する目的でジゴキシン®，ワソラン®などをゆっくり静注する．

2 WPWに伴う発作性心房細動
- ジゴキシン®やワソラン®による心拍数抑制は無効であるばかりか，副伝導路の不応期を短縮させ，副伝導の伝導促進となるため禁忌である．治療の第1選択はアミサリン®である．

【長田　薫】

1章 内科・外科　❹処置・手術　3　🚫絶対

血圧高値の患者さんにアダラート®舌下による急速降圧をはかってはならない

理由　アダラート®カプセルの舌下により，急激な血圧下降による**心筋梗塞**や**脳梗塞**，さらには**死亡例**など，種々の有害事象が発生した報告がある

- 過去20年間，血圧200 mmHg前後などの著明高値の際の降圧には，アダラート®の舌下や，カプセルに穴を開けて内溶液の舌下投与が一般的に行われていた．しかし現在のガイドラインでは，本邦でも諸外国でもアダラート®の舌下は推奨されておらず，むしろ有害とされる．
- 現在では高血圧緊急症を除いて，緊急に血圧を下げなければならない状況はないとされる．日常の一般外来で収縮期血圧が200 mmHg以上，拡張期血圧が110 mmHg以上であっても，内服治療により徐々に血圧を低下させるのが望ましいとされる．

■ 高血圧緊急症と治療
- 高血圧緊急症とは，血圧が著明高値で以下の臓器障害の病態を伴うときである．
　　心筋梗塞や不安定狭心症の急性期，肺水腫を伴う高血圧性左心不全，
　　頭蓋内出血時，大動脈解離の急性期，高血圧性脳症，子癇
　　※高血圧性脳症時には，頭痛，嘔吐，意識障害，痙攣を伴う．
- 高血圧緊急症の治療は，ペルジピン®，ヘルベッサー®，ミリスロール®，インデラル®などの持続静注が原則である．

■ アダラート®と降圧
- アダラート®カプセルの舌下は投与量がばらつき，調節が困難，かつ短時間で作用が切れ，血圧が再上昇することや血圧の動揺が激しいことによる有害事象が懸念されている．
- アダラート®はニトログリセリンとは異なり口腔粘膜からはほとんど吸収されず，消化管粘膜から吸収されることが明らかとなっている．
- 長期間放置した200 mmHgの著明高血圧を，いきなり120 mmHgなど過度に下げると，臓器の血流不全からショック状態同様となる．著明な高血圧でも10～20％下げるのを原則とする．

> **ピットフォールと対策**
> ◆ 過去にはアダラート®カプセルの舌下は日常的に行われていたため，いまでも昔覚えた治療方針を実践する先輩医師がいる．
> ◆ 臓器障害を伴わない高血圧は，慌てないことが大切である．

【菅野一男】

1章 内科・外科　❹ 処置・手術　4

⊘相対

アスピリンやワーファリン®を中止しないまま観血処置を行ってはならない

理由　出血症状を助長し，**生命に危険が及ぶ**可能性がある

- アスピリンやワーファリン®の服用に気づかずに，内視鏡下で粘膜生検を施行し，出血が止まらなくなることがある．
- アスピリンは抗血小板作用により出血症状を助長する（**参考**➡ P66「出血傾向の有無を確認せずに少量のアスピリンを投与してはならない」）
- アスピリンは通常量（500〜4,500 mg）では，抗血小板作用以外に血管内皮に作用して血小板凝集能を高めるが，少量のアスピリン；バファリン81®（81 mg）やバイアスピリン®（100 mg）では抗血小板作用が大きくなる．（アスピリンジレンマ；**参考**➡ P66）
- ワーファリンはビタミンK（VK）に拮抗し，VK依存性の第Ⅱ，Ⅶ，Ⅸ，Ⅹ凝固因子の合成抑制により抗凝固因子作用を発現し，出血作用を助長する．

[アスピリン以外に抗血小板作用を有する薬剤]（**参考**➡ P66）
　パナルジン®・プレタール®・プロサイリン®

> **ピットフォールと対策**
>
> [ピットフォール]
> ◆ 観血処置をする医師と，内服薬を処方する医師が異なる場合，あるいは検査をする病院と処方した医院が異なる場合がある．患者さんが自己申告しなければ，検査する医師は気がつかない．
> ◆ 患者さんはワーファリンを心臓の薬，アスピリンを脳梗塞の薬と認識していることがある．
> ◆ 抜歯も観血処置の一つであることを忘れてはいけない．
>
> [対　策]
> ◆ 観血処置をオーダーする際には，抗血小板薬や抗凝固薬の内服の有無を必ず確認する手順を標準化し，周知・徹底する．
> ◆ 観血処置前に，患者さんに「血液をさらさらにする薬を飲んでいませんか」と尋ねる習慣をつける．
> ◆ お薬手帳などによる情報の共有化を積極的に推進する．

【菅野一男】

1章 内科・外科　❹処置・手術　5　🚫絶対

モルヒネ投与中の患者さんにソセゴン®を投与してはならない

理由　モルヒネとソセゴン®を同時に使用すると，ソセゴン®がモルヒネに拮抗的に働き，**モルヒネの効果が減弱**する

近年では癌性疼痛のコントロールにはモルヒネを積極的に用いることが多い．徐放性のモルヒネのMSコンチン®が一般的に使用されている．また，進行期の担癌患者が自宅療養するようになり，時に急性疼痛で外来受診する機会がある．

1　モルヒネの鎮痛作用
脳内のオピオイドμ受容体に結合して神経伝達物質の遊離を抑制し，鎮痛作用を発現する．

2　ソセゴン®やレペタン®の鎮痛作用
単剤使用ではモルヒネ同様μ受容体に結合して鎮痛作用を発現する．

3　モルヒネとソセゴン®，あるいはレペタン®の併用時
ソセゴン®やレペタン®がモルヒネのμ受容体結合に拮抗して，モルヒネの作用を減弱させる．

ピットフォールと対策

［ピットフォール］
- ◆ 日常臨床では，強い痛みに対してはソセゴン®を使用することが多く，モルヒネ投与中を忘れ，ついソセゴン®の指示を出してしまいがちである．
- ◆ モルヒネは患者の状態（鎮痛効果と副作用のバランス）をみながら増量する．副作用対策として便秘薬と制吐剤を併用する．
- ◆ モルヒネ使用に対する偏見から使用を拒否する患者さんやスタッフがいる．

［対　策］
- ◆ MSコンチン®などのモルヒネ徐放錠使用中の痛みの増強に対しては，短時間作用性のモルヒネをレスキューとして使用する．

【菅野一男】

1章 内科・外科　❹処置・手術　6　　　　　　　　　　　　🚫相対

頭蓋内圧亢進の患者さんにソセゴン®を使用してはならない

理由　頭蓋内圧がさらに亢進する危険性がある

- ソセゴン®の持つ中枢性の呼吸抑制作用によりCO_2が蓄積しやすくなり，さらに頭蓋内圧が亢進する．
- 人工呼吸管理下ではCO_2の蓄積がなく，頭蓋内圧は亢進しない．
- ソセゴン®の鎮静作用により傾眠となり，頭蓋内疾患の悪化による意識障害進行と区別しづらい．
- ソセゴン®が動眼神経核を刺激して縮瞳する．脳幹部病変による縮瞳と区別が困難になる．

■ ソセゴン®の使用が原則禁忌の病態
- **総胆管結石**：ソセゴン®は総胆管が十二指腸乳頭部に開口する部位にあるoddiの括約筋を収縮させるため，総胆管内圧が上昇して病態が悪化する（**参考**➡ P93「総胆管結石の患者さんの疼痛にペンタゾシン（ソセゴン®）を使用してはならない」）．
- **狭心症や心筋梗塞**：左室充満圧，肺動脈圧，末梢血管抵抗を増大させ，心筋の酸素需要を増大させ，心筋虚血を増悪させる．

> **ピットフォールと対策**
> ◆ 頭蓋内圧の亢進に気が付かないまま，ソセゴン®を投与してしまう可能性があるので，頭蓋内圧亢進の有無の確認をしてから，ソセゴン®の投与を行う．
> ◆ 頭部外傷の患者さんには原則的にソセゴン®の投与を行わない．
> ◆ 呼吸管理ができる状態では，ソセゴン®の投与は問題とはならない．

【菅野一男】

1章 内科・外科 ❹処置・手術 7　⚠注意

胃瘻栄養患者では，投与開始時の瘻孔・カテーテルチェックの方法を指導せずに在宅へ帰してはならない

理由　胃瘻造設例では長期療養の間にバンパー埋没やカテーテルの自然破裂などにより，胃外（腹腔内）にカテーテル先端が移動してしまうことがある

- 胃瘻カテーテルにはチューブ型とボタン型があり，チューブ型は介護者にとって取り扱いの便がよく，ボタン型は患者にとってわずらわしさが少ないメリットがある．
- 胃内のカテーテル形状からバルーン型とバンパー型に分類される．バルーン型は交換が楽であるが，しばしばバルーンの自然破裂によるカテーテル逸脱が見られる．バンパー型ではカテーテル逸脱は少ないが，圧迫固定によりバンパーの当たる胃粘膜面が潰瘍化してバンパーが胃壁外へ埋没・逸脱することが報告されている．
- いずれも腹壁・胃壁間に十分な癒着が完成していないと，腹膜炎の原因となりえる．

ピットフォールと対策

◆ チューブ型・ボタン型やバルーン型・バンパー型の違いにかかわらず栄養剤投与前に瘻孔部を確認することにより，腹腔内投与を未然に防ぐことができるので，介護者によく指導を行うことが大切である．

◆ 観察項目としては，チューブやボタンを軽く引き，容易に抜けてしまわないか，瘻孔が拡大してバンパーやバルーンが見えるほどになっていないか，などが大切である．

◆ 注入時の異常な痛がり，冷汗・頻脈などが見られないかを注意する．注入終了後はチューブ・ボタンが腹壁に圧迫されすぎていないことを確認する．

◆ カテーテルの交換直後は内視鏡またはX線透視下チューブ造影などにてカテーテルの位置を確認すると安全性が高まる．

【野口　修】

1章 内科・外科　❹処置・手術　8　⊘相対

総胆管結石の患者さんの疼痛にペンタゾシン（ソセゴン®）を使用してはならない

理由　ソセゴン®を大量投与した場合，**Oddi氏筋を収縮**させ，疼痛が強くなることがある

- ペンタゾシン（ソセゴン®）は強力な鎮痛作用と弱い麻薬拮抗作用を有する．鎮痛作用はモルヒネのおよそ1/2から1/4の効力である．ペンタゾシンはモルヒネ程ではないが，長期投与によって身体的依存を生じることがあるので注意が必要である．
- ペンタゾシンの適応としては，各種癌，手術後，胃・十二指腸潰瘍，腎・尿路結石，閉塞性動脈炎，胃・尿管・膀胱検査器具使用時などの状態における鎮痛に対して用いられる．
- 一方，総胆管結石患者では，結石が十二指腸乳頭部に嵌頓して腹痛を訴える場合がある．このような場合にソセゴン®を用いると，十二指腸乳頭部にあるOddi氏筋が収縮し，かえって疼痛が増強する場合があるので注意が必要である．

■ この他にもペンタゾシンを慎重投与しなければならない場合は
　① 頭部障害がある患者さんや頭蓋内圧が上昇している患者さん
　　（→ 頭蓋内圧上昇の可能性がある）
　② 薬物依存傾向のある患者さん（→ 心理的，身体的依存の可能性）
　③ 呼吸機能障害のある患者さん（→ 呼吸抑制の可能性）
　などがあげられる．
　④ 狭心症や心筋梗塞の患者さん（→ 肺動脈圧および血管抵抗の増加により症状が悪化する）

対策
◆ 総胆管結石患者の腹痛にはブスコパン®を第一選択とする．無効の場合はボルタレン®坐薬などのNSAIDsを，次いで塩酸モルヒネの使用を考える．

【嘉和知靖之】

1章　内科・外科　❹処置・手術　9　　　　　　　　　　相対

高齢者の便秘に安易に浣腸を行ってはならない

理由　　大腸癌など**器質的大腸閉塞状態を見逃す**可能性がある

- 高齢の患者さんが強度の便秘を訴えて来院することはよくあることである．特に夜間救急外来などでこのような訴えを聞くと，安易に下剤を処方したり，浣腸をしたりして早く帰宅していただこうと思ってしまう．しかしこのような患者さんの中には，大腸癌など器質的大腸閉塞状態を有している場合があるので，安易に浣腸を行い，排便が認められたことで安心してはならない．

対　策

◆ 高齢者に限らず癌年齢で便通異常を訴えて来院された患者さんには，器質的な閉塞がないかどうかを考えた問診，診察，検査が必要となる．

◆ 問診としては，便の性状・形（固形か，軟便か，泥状便か，水様便か）などを聞く．太い便がでていれば，直腸近傍での狭窄はない．便が出ているといっても，水様から泥状の便が少量ずつ頻回に出る場合は直腸近傍での狭窄を疑う．

◆ 診察としては，視触診を行って腹部膨満のないことを確認するとともに，必ず直腸指診を行う必要がある．便秘を訴えるにもかかわらず，直腸内が空虚な場合は近傍の狭窄があると思った方がよい．また手袋に付着してくる便の性状・色も重要である．血液が混ざっていないかよく観察する必要がある．直腸内に黄色の便が大量に存在する場合は安心して浣腸を行えばよい．

◆ 直腸内が空虚であった場合は腹部X線写真を撮影する．特定の部位から口側の大腸の拡張や，拡張大腸内に便塊が多量に認められる場合は，その部位での器質的狭窄を疑う．

＜器質的狭窄を疑った場合の検査＞
- 前処置を行わずガストログラフイン®による注腸検査を行い閉塞病変を確認する．

【嘉和知靖之】

1章 内科・外科　❹ 処置・手術　10　🚫絶対

イレウス患者に頻回な鎮痛薬投与，減圧処置のみで経過を診てはならない

理由 複雑性イレウスでは**腸管壊死に陥る可能性が高く**，早急な**手術が必要**である

- イレウスは，様々な原因により腸内容の通過障害をきたした状態である（表1）．原因や部位により病態は複雑となる．手術が必要な病態を早期に的確に見極める必要がある．

表1　イレウスの分類と原因

機械的イレウス	単純性イレウス	癒着，腫瘍，異物，索状物による圧迫などが原因
	複雑性イレウス	絞扼性イレウス，軸捻症，内外ヘルニア嵌頓など
機能性イレウス	麻痺性イレウス	腹膜炎，手術後，薬剤性（モルヒネ，向精神薬，オンコビン®）など

- イレウス患者の治療としては，①輸液による脱水，電解質異常の補正，②腸管内容の吸引減圧治療が基本となる．単純性イレウスのうち癒着性イレウス患者の大半がこの治療で症状改善し，緩解する．しかし改善の兆候がなければ，いたずらに保存的治療を長引かせてはならない．また**複雑性イレウスでは腸管の虚血，壊死を伴うため，腹部所見と比較して痛みが強い**．このような患者さんに頻回に鎮痛薬を投与して減圧処置を行おうとしても奏功しない．緊急の手術が必要となる．

■ 絞扼性イレウスの診断

- 画像診断が有効である．エコーではKerckring皺襞（keyboard sign）の消失や蠕動運動（to-and-fro movement）の消失，腹水の存在などがあげられる．CT検査はさらに有用で，腸管壁の肥厚浮腫，造影CTによる腸管壁の造影増強効果の欠如，closed loop obstruction，腸間膜血管の消失，腸管壁内ガス像，腹水貯留，などがあげられている．
- また麻痺性イレウスの場合は腹膜炎が原因として存在することがあるので注意が必要であり，この場合は鎮痛薬投与のみで経過を診てはならない．

【嘉和知靖之】

1章 内科・外科　❹処置・手術　11　🚫絶対

大量腹水のある患者さんにPTBDを行ってはならない

理　由　腹水が存在する患者さんにPTBDを行うとチューブ周囲より**胆汁が腹腔内に漏出し腹膜炎**を起こす

- PTBD（percutaneous transhepatic biliary drainage，経皮経肝胆道ドレナージ）とは閉塞性黄疸患者に対しての減黄法の1つである．閉塞性黄疸患者では閉塞部より肝臓側の胆道が拡張する．PTBDはこの拡張部にドレナージチューブを挿入して胆汁を体外にドレナージし，減黄を図る方法である．
- ドレナージチューブを肝内胆管に挿入するPTCDと，胆嚢に挿入するPTGBDとがある．PTBDは透視室を使って以下の手順で行う．
    - ①超音波ガイド下で，肝内の拡張胆管または胆嚢を細い針で穿刺する．
    - ②穿刺針が目的とする部位に入っていることを確認（胆汁の吸引など）し，この内腔を通してガイドワイヤーを挿入する．
    - ③さらにこのガイドワイヤーを用いて，太めのドレナージチューブを胆道内に挿入する．

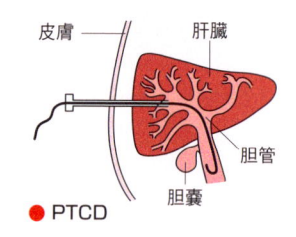

●PTCD （皮膚／肝臓／胆管／胆嚢）

- 合併症としては，穿刺の際に肝内で門脈などの血管損傷を起こすことによる出血や，留置したドレナージチューブが逸脱し，その穴から胆汁が腹腔内に流出する胆汁性腹膜炎などがあげられる．通常は腹壁と接している肝臓との間にはドレナージチューブの周囲に瘻孔が形成され，チューブ周囲から胆汁が漏れ出すことはない．しかし肝臓と腹壁との間に腹水が存在すると，チューブ周囲に瘻孔が形成されずドレナージチューブ周囲より胆汁が腹腔内に漏出して腹膜炎を起こすことになる．

対　策
◆ 内視鏡的に十二指腸乳頭からのドレナージが可能であればそちらでドレナージする．耐術可能であれば手術を考慮する．

PTBD（percutaneous transhepatic biliary drainage，経皮経肝胆道ドレナージ）
PTCD（percutaneous transhepatic cholangio drainage，経皮経肝胆管ドレナージ）
PTGBD（percutaneous transhepatic gallbladder drainage，経皮経肝胆嚢ドレナージ）

【嘉和知靖之】

1章 内科・外科　❹ 処置・手術　12　⛔相対

外傷創の治療に際して**創を消毒してはならない**

理由　創を消毒すると，消毒液の作用で**組織障害**を起こすため**治癒が遷延**する

- 従来から創に対する処置としては，創を消毒しガーゼを当てるという操作が一般的であった．しかし，消毒液は創面の細菌を殺菌するのみでなく，創面の人体細胞に対しても障害を起こす．
- 一般的に消毒薬はタンパク質を変性，凝固させて殺菌効果をもつ．また消毒液に添加されている界面活性剤などが組織傷害性を有しており細胞毒性を示す．
- 創周囲の皮膚には多くの常在菌がいるため，消毒しても完全に無菌状態にすることはできず，消毒後しばらくすると周囲よりこれらの常在菌が創面に侵入する．従って外傷創面の感染を防ぐために消毒液で細菌を殺菌することに意味はない．むしろ感染源となる壊死組織や異物などを創面から取り除くことが重要となる．
- 手術創などきれいに縫合されていて皮膚欠損のない創に対しても同様に消毒を行う必要はない．

対策

◆ 外傷創に対する処置としては，創内に異物の混入がない場合は創周囲の皮膚をぬぐう程度で消毒は必要ない．創内に異物の混入を認める場合は，局所麻酔を行ったうえで大量の流水で洗浄し，ブラッシングして異物を除去する．

◆ そのうえで可能であれば皮膚の保護を行う（**参考**➡ P98「外傷創を乾燥させてはならない」）

【嘉和知靖之】

1章 内科・外科 ❹処置・手術 13　　　　　　　　　　　　　　　⊘相対

外傷創を乾燥させてはならない

理由　創部を乾燥させると創傷治癒を促す因子や種々の細胞の活動が妨げられ創傷治癒が遅れる

　従来から創に対する処置としては，創を消毒しガーゼを当てて保護するという操作が一般的であった．きれいな縫合創で皮膚欠損がない場合はガーゼで保護して乾燥状態にしても創治癒が傷害されることはない．しかし外傷の場合，創は表皮が欠損して真皮組織が露出している状態である．この創が治るためには創周囲の健常な表皮や，皮膚が欠損（浅い場合）した部位の真皮内に存在する汗腺や毛孔などの皮膚付属器から表皮細胞が遊走・増殖して徐々に表皮が再生されてくることが必要である．これらの細胞の遊走や増殖にはgrowth factorが関与している．このような創をガーゼで保護すると浸出液をガーゼが吸収するため，創面が乾燥してしまい創治癒が遷延する．

> **対策**
>
> ◆ 皮膚欠損のある創や，縫合創縁に挫滅を認める創では被覆材を用いて創を被う．こうすることで創面は閉鎖されて湿潤に保つことができ，創傷治癒に最適の環境を作ることができる．被覆剤は浸出液の量や周囲健常皮膚など創の状態に応じて適宜交換する．
>
> ◆ 被覆材としては，ポリウレタンフィルム（テガダーム®），ハイドロコロイド（デュオアクティブ®），ポリウレタンフォーム（ハイドロサイト®）などがある．また出血面に対してはアルギン酸塩（カルトスタット®）を貼付しこれを被うようにフィルムドレッシング材で密封して使用する方法もある．

【嘉和知靖之】

1章 内科・外科　❹処置・手術　14　🚫絶対

太い動脈を結紮切離する際は二重結紮をしなければならない

理由　動脈は圧が高く，**結紮糸がゆるむ**ことで突然の**大量出血**をきたす

- 一般消化器外科で手術を行う際，名のある動脈は二重結紮をすべきである．特に大動脈から近い部位から分枝するような動脈では直接強い動脈圧がかかるため，万が一結紮糸がゆるんでしまったような場合突然の大量出血から死につながる可能性がある．このような動脈では二重結紮を行う必要がある．状況によっては通刺結紮を行うこともある．

[二重結紮をすべき動脈の例]
- ・胃切除術の際の左胃動脈
- ・結腸切除術の際の回盲動脈
- ・中結腸動脈
- ・下腸間膜動脈
- ・脾臓摘出術の際の脾動脈

　　　　　　　　　など

memo

◇ 実際のところ，結紮糸がゆるみ術後に大出血した症例は経験したことがないが，先輩からは強く指導された．術中に結紮が不充分なため動脈を結紮したにもかかわらず出血することはたまにあり（特に助手の医師が外科研修を始めてから時期が浅かったりすると），術者が結紮し直すこともある．

◇ また術後縫合不全などで（膵頭十二指腸切除術など），消化液が直接影響し血管が破綻して大出血を起こし死の転帰をとられるということは稀に聞いたことがある．

【嘉和知靖之】

1章 内科・外科 ❹ 処置・手術 15

🚫 絶対

短くて太い静脈を結紮切離する場合，単純に結紮を行って切離してはならない

理由 結紮糸がはずれた場合，止血に難渋する

- 短くて太い静脈（下大静脈や門脈の枝）を結紮止血する場合，結紮糸の間に充分な間隔が得られない場合がある．これを単に結紮して切離すると，静脈壁が薄いこと，結紮部位から切離線までの距離がないことから結紮糸がはずれてしまうことがある．そうなると結紮したはずの静脈は単なる穴としてしか認められなくなる（図1）．これを冷静に縫合止血するには充分な経験が必要となる．

- したがってこのような場合は以下のように結紮切離する．①本幹側を二重結紮しておき，摘出側は切離後に縫合止血する（図2）．②本幹側に血管鉗子をかけてから切離し，血管縫合糸（プロリン糸）を用いて縫合閉鎖する（図3）．

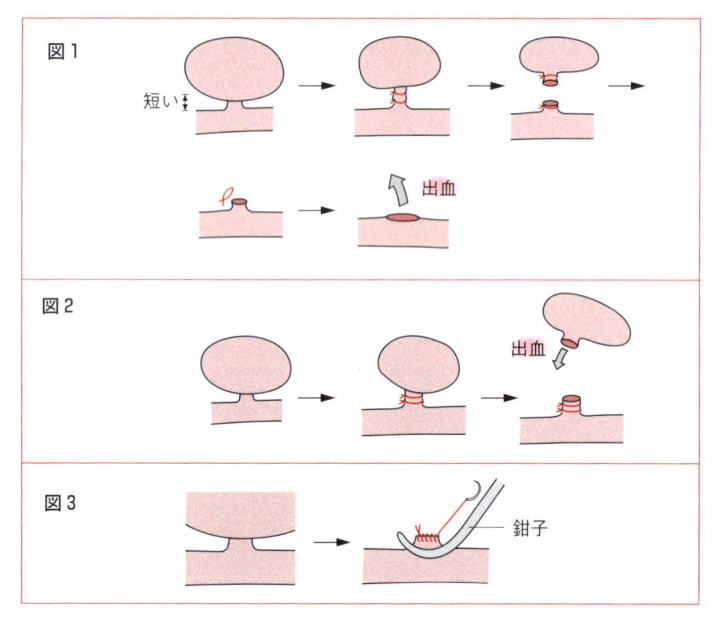

図1　短い／出血

図2　出血

図3　鉗子

【嘉和知靖之】

1章 内科・外科 ❹ 処置・手術 16 🚫絶対

大腸閉塞が疑われる患者さんにニフレック®を用いた大腸前処置をしてはならない

理由 　大腸閉塞患者に投与すると，**腸管内圧上昇**による**腸管穿孔**を起こすことがある

- ニフレック®は大腸内視鏡検査時や大腸切除前処置などの際に使用する腸管洗浄剤である．使用法はニフレック®1袋を水に溶いて約2 *l* として，1 *l* を約1時間かけて経口投与するものである．しかし腸閉塞患者では腸内容およびニフレック®が腸管内に貯留してしまい腸管内圧上昇が起こる．非常に稀ではあるが（11例/約1,700万人の頻度）腸管穿孔が起こっている．

ピットフォールと対策

◆ 腸閉塞を疑う患者さんには問診，触診，直腸診，画像検査などにより腸閉塞でないことを確認した上で投与する必要がある．

◆ 腸管狭窄，高度な便秘，腸管憩室のある患者さんでも慎重な投与が必要である．

◆ 高齢者では1時間に1 *l* といった基準に固執せず，時間をかけて症状をみながら投与する必要がある．

➡ Pick up

〈 ニフレック®の前処置効果 〉

以前は大腸内視鏡検査や大腸切除術の前処理としてはマグコロール®を用いていた．近年注目されている大腸微小（Ⅱc）病変が発見できるようになったのは，大腸内視鏡自体の性能向上の他にニフレック®を含めた前処置の向上があると思われる．また大腸手術前にマグコロール®を用いていた頃は，腸内細菌に対して非吸収性抗生物質を3日間内服させるなどの工夫をしていた．ニフレック®を用いるようになってからはこれが不要となった．

【嘉和知靖之】

1章 内科・外科 ❹ 処置・手術 17　　　　　　　相対

胃泡音だけを確認して，栄養剤を経鼻胃管から注入してはいけない

理由　　栄養剤が気管内へ注入される可能性がある

- 誤って気管内へ挿入された経鼻胃管から栄養剤が注入され，重篤な呼吸不全に陥った事故が数多く報告されている．経鼻胃管が胃内に挿入されているかを，胃管に空気を送り，胃泡音を聞いて確認することが古くから行われているが，確実な確認方法とは言えない．
- 胃内容物を吸引できることが，経鼻胃管が胃内に挿入されていることのより確実な確認方法と言われている．
- X線写真で確認することは大変有用であるが，被爆の問題もあり頻度等を考慮して毎回実施するかを決定すべきである．在宅や療養施設では当然X線写真での確認は困難である．

ピットフォールと対策

- ◆ 胃液かどうか不確実な場合にpHを測定する方法がある．しかし，制酸剤が投与された場合など必ずしも胃内溶液が酸性を示さないことがあり注意を要する．
- ◆ 胃内要物が吸引されない場合は，30分程度待ってからもう一度吸引して確認する．
- ◆ 一度きちんと挿入された後，固定の問題や嘔吐等で抜けてしまうことがある．したがって，栄養剤注入ごとに，口腔内で胃管がとぐろを巻いていないか，胃管の固定部での長さは適当か，胃内要物が吸引できるかの確認を行う必要がある．
- ◆ 白湯を注入してテストをする場合があるが，気管内への注入が問題となるのは，咳反射のない患者である．
- ◆ ガイドワイヤーを利用して胃管を挿入することがあるが，気道に入り肺まで達し，気胸を併発した症例がある．

［参考文献］提言 経鼻栄養チューブ挿入の安全確保について：患者安全推進ジャーナル，13：39-41，2006

【矢野　真】

短時間に大量の胸水を排液してはならない

1章 内科・外科　❹処置・手術　18　相対

理由　再膨張性肺水腫を起こす危険がある

- 数日前より貯留していると考えられる胸水を排液する時は一度に1,000ml以上排液しないようにする．胸腔ドレーンを挿入して排液をする場合は，排液量が1,000ml程度になったところで一時クランプする．排液中に患者さんが咳き込むことがあり1,000ml以下でも中止することがある．

■ 再膨張性肺水腫
- 再膨張性肺水腫は3日間以上虚脱していた肺を急速に膨張させると発症することがあり，大量胸水，自然気胸の高度虚脱例の胸腔ドレナージの際に注意を要する．再膨張性肺水腫は肺血管の透過性亢進，神経体液性因子などが原因とされている．
- 発症時の臨床症状としては，急激な呼吸困難，咳，嘔吐，ショック，チアノーゼ，泡沫痰，意識レベルの低下などで，胸部X線所見ではドレナージ側の肺のびまん性陰影が主体である．治療としては，酸素吸入，利尿薬やステロイド投与などが行われる．
- 自然気胸や血胸などで発症後早期にドレナージする場合は，短時間に再膨張を図っても肺水腫を併発することは少ない．

> **ワンポイントアドバイス**
>
> 〈胸腔ドレナージのコツ〉
> エアリークの続いている自然気胸の際の胸腔ドレナージは，胸水の場合と違ってある程度脱気した後にクランプするということはできない．クランプすると再虚脱してしまい，またドレーン挿入部からの皮下気腫を誘発する．その際の工夫として，細いドレーンを選択する，低圧持続吸引をしない（水封のみとする），水封を行わずしばらく大気圧とするなどの方法があるが，徐々に膨張させることは案外難しい．

【矢野　真】

胸腔ドレーンからのエアリーク消失のみで気胸改善と判断してはならない

理由 ドレーン閉塞や無気肺併発の場合がある

■ 胸腔ドレーンの目的
- 自然気胸あるいは肺手術後などの胸腔ドレーンには，排気，排液の治療的目的と同時に気胸，肺瘻の状態や出血の有無などを判断する診断的な目的がある．

■ エアリークと呼吸性移動
- 気胸が改善すると，胸腔ドレーンからのエアリークがなくなる．水封部やドレーン内の排液の呼吸性移動が認められればドレーン自体の問題はないが，呼吸性移動がなくなった場合にはドレーン閉塞も考慮しなければならない．
- 肺がよく膨張しドレーン先端を圧迫すると呼吸性移動がなくなることがあるが，胸腔内の凝血塊やフィブリン塊がドレーン内腔を閉塞した場合も呼吸性移動がなくなる．
- エアリークが消失し呼吸性移動が大きくなった時には，無気肺に注意する必要がある．無気肺になりエアリークが消失すると胸腔内は強陰圧になる．

ピットフォールと対策
- ◆ 患者さんの経過に注意していれば，病状が改善していく変化なのかトラブルによる変化なのかは予想がつくが，突然リークが止まったような場合は上記のことに注意すべきである．呼吸困難の有無や呼吸音の変化で状況を判断できるが，胸部X線写真での確認が必要である．
- ◆ また，ドレーン閉塞はドレーンチューブのミルキングで改善することがあり，閉塞を疑った場合はまずミルキングを行うことが重要である．

【矢野　真】

1章 内科・外科　❹処置・手術　20

🚫相対

慢性呼吸不全が疑われる患者さんにむやみに酸素投与を行ってはならない

理由　　CO_2ナルコーシスを起こす危険がある

■ 慢性呼吸器疾患患者の呼吸メカニズム
- 慢性呼吸器疾患患者はCO_2に対する呼吸中枢の感受性が低下しており，呼吸は主として頸動脈および大動脈にある化学受容体の低酸素による刺激により行われている．このような時に高濃度の酸素が吸入されると低酸素による刺激がなくなるため，換気量が低下し，CO_2が蓄積する．

■ 高CO_2血症とCO_2ナルコーシス，呼吸性アシドーシス
- 高CO_2血症の症状としては，集中力の低下，頭痛，意識障害（傾眠，昏迷，昏睡），精神神経症状（うつ状態，多幸状態，錯乱），羽ばたき振戦などがみられ，意識障害，精神神経障害がみられることをCO_2ナルコーシスという．
- 高CO_2血症が急激に起きると代償作用が不充分のままpHが低下し，急性の呼吸性アシドーシスの状態になる．$PaCO_2>80mmHg$，$pH<7.2$の場合は危険な状態で，人工呼吸管理などの救急処置が必要となる．

> **ピットフォールと対策**
> ◆ 酸素療法の相対的適応は$PaO_2<60〜50mmHg$で，絶対適応は$PaO_2<50mmHg$とされている．しかし，慢性呼吸不全では$PaO_2<60〜50mmHg$の場合は，まず肺胞換気量を増大させる他の処置を行う方がよい．
> ◆ 酸素療法を行う場合はCO_2ナルコーシスに陥る危険を考慮して，微量酸素流量計を使用し，酸素流量1l/分程度から開始し，$PaCO_2$に注意しながら，必要最小限に増減する必要がある．

【矢野　真】

1章 内科・外科　❹ 処置・手術　21　🚫相対

手術の**合併症の説明**で**過度の恐怖感**を与えてはいけない

理由　**適切な判断**ができずに**治療の機会**を逸することがある

- インフォームド・コンセント（説明と同意）を適切に行うことは当然である．また，医事紛争の際に合併症の説明が十分になされていなかったことを問われることがあり，より詳細に説明するようになった．しかし，合併症の危険性を強調しすぎると，必ずしもそれ程リスクが高くないにもかかわらず，手術を受ける決心がつかなくなり，時期を逸してしまう可能性がある．
- 不安をもって手術に臨むことは，ストレスによるさまざまな悪い影響を与える．したがって，医療者は不安を取り除くための努力を惜しんではならない．
- 合併症を説明することと不安を取り除くことは相反するように思えるが，それを克服するのは医療者の医療技術と責任感である．それらを示すことができなければ安心感を与えることはできない．

ピットフォールと対策

- ◆ いくら丁寧に説明をしても医学的専門知識のない患者が適切な判断をすることは困難である．したがって，患者に選択権があるとはいえ，その決定には説明をした医療者側にも責任が伴うと考えるべきである．
- ◆ 医療者側が防御的になりすぎると，責任を回避しているように受け取られ，かえって不信感をもたらすことになりかねない．
- ◆ 一方的な説明はいくら丁寧に行っても十分とは言えない．常に相手の理解度を確かめながら，会話を進める必要がある．
- ◆ 重要なことは良好な医師患者関係を築くことである．そのためには，相手の言葉を傾聴し，常に相手に対しての心配り気配りを忘れてはならない．
- ◆ 医療者には，医療技術だけでなく，コミュニケーション能力が要求されている．

【矢野　真】

1章 内科・外科　❹ 処置・手術　22　⊘相対

事前に**手術野**を**マーキング**せずに手術室に入ってはならない

理由　**手術部位誤認**を防止するため．**患者誤認**の予防にもなる

- 手術部位の誤認とくに左右の間違いは術前のマーキングによって防止することができる．
- "左""右"という文字は崩して記載すると誤認しやすく，手術申込書などの記載のみで左右を判断することは危険である．また，X線フィルムも裏返しに読影すると左右を誤る．
- 手術部位のマーキングは次のようなことに注意して行うべきである．

> ① 手術の前日または当日朝に手術室に入る前に病棟（または外来）で行う
> ② 手術に立ち会う医師が行う
> ③ 患者さん自身にも手術側を確認してもらう（患者参加）
> ④ 手術部位は診療録，X線フィルムなどで充分確認する
> ⑤ 切開予定線上あるいはその近く（手術時の覆布に隠れない位置）に消毒で消えない油性ペンでマークする

ピットフォールと対策

◆ 1日に同じような手術を複数の医師が複数の患者さんに対して手術を行う場合は，マーキングに医師名も記入する．院内全体でマーキング法を統一するなどの注意も必要である．

◆ また，手術時には患者さんは眼鏡や入れ歯をはずすため顔を見ただけで患者確認が困難な場合がある．そのような時でも術者自身が行ったマーキングを見ることで患者誤認を防止することも可能となる．

【矢野　真】

1章 内科・外科　❹ 処置・手術　23　🚫相対

主治医が手術室に入室する前に全身麻酔を開始してはならない

理由　患者さんの意識のある間に**主治医**による**患者確認**が必須．麻酔導入時の急変に主治医の判断が必要なことがある

- 手術時に眼鏡や入れ歯をはずすと表情が変わり，また気管内挿管されて顔に固定のテープが貼られたりするとますます患者さん本人の確認が困難になる．
- 麻酔医はたとえ術前に患者訪問をしたとしても短時間に顔を記憶することは困難であり，ネームバンドなどを利用したとしても患者誤認をゼロにすることはできない．主治医が麻酔導入前に患者さんと声をかわし，最終的な確認を行うことで，多重のチェックが入ることになる．
- また，麻酔導入時に患者さんが急変した場合，患者さんの状態を一番把握しているべき主治医がいることで適切な対応が可能となる．

➡ Topics

〈 患者さんと最も顔なじみなのは主治医 〉

Ｙ市大病院で心臓手術患者と肺手術患者の取り違え事故があったが，事故調査委員会報告書によると麻酔開始前に主治医が患者さんに立ち会っていなかったことが事故原因の一つとしてあげられている．この事故原因の第一は手術室看護師が病棟看護師から患者さんを引き継ぐ際のエラーであるが，その後麻酔医，主治医，執刀医と多くのスタッフが関係しているのにもかかわらずその間違いを発見できなかった．患者確認はいろいろな手段を用いて行うべきだが，患者さんと最も顔なじみである主治医の確認は他のスタッフよりも確実性が高いといえる．

参考➡　『左右を間違えて手術してはならない』（P148）

【矢野　真】

手術後長時間臥床状態の患者さんを医師の立ち会いなく歩行させてはならない

理由 肺動脈血栓塞栓症の危険がある

■ 肺動脈血栓塞栓症の発症

- 術後の肺動脈血栓塞栓症は，手術中あるいはその後の臥床中に形成された下肢の深部静脈血栓が，歩行を契機に遊離し肺動脈に栓塞するために発症すると考えられている．長期臥床例に多いが，術前より深部静脈血栓症を認める症例や肥満，悪性腫瘍，エストロゲン製剤の投与，その他の危険因子をもった症例は術後早期の離床でも発症することがある．
- 発症後の致命率は約30％と高く，救命処置を行うためには医師の即時対応が必要で，術後の長期臥床などリスクの高い患者さんが離床するときは医師の立ち会いが重要である．

■ 肺動脈血栓塞栓症の診断・治療

- 呼吸苦，酸素飽和度の低下，頻脈など肺動脈血栓塞栓症を疑った場合は，心電図，心エコー，CT，肺動脈造影，肺血流シンチなどを可及的早期に行い，治療としては血栓溶解療法を開始する．開胸手術が必要となることもある．

予防と対策

◆ 予防処置が重要であり，予防的ヘパリン投与，弾性ストッキングの着用，間欠的下肢空気圧迫装置の装着，一時的下大静脈フィルターの装着などがリスクに応じて行われている．低リスクでも発症することがあり，弾性ストッキングの着用，間欠的下肢空気圧迫装置の装着を手術症例全例に行っている施設もある．

【矢野　真】

上大静脈症候群の患者さんに上肢から点滴を行ってはならない

1章　内科・外科　❹ 処置・手術　25　　相対

理由　浮腫の増悪の危険がある

- 悪性腫瘍の浸潤などで上大静脈が閉塞または狭窄するとその末梢の静脈圧が上昇し，上肢や顔面，頸部の浮腫，頭痛など（上大静脈症候群）が起きる．上肢からの点滴は上大静脈症候群を増悪させる可能性がある．
- 上大静脈症候群が慢性化すると奇静脈系，下大静脈系への側副血行路が発達し，浮腫の軽減が見られる．このような場合，抗生物質投与などの少量の点滴であれば問題がないこともあるが，浮腫がなくとも末梢静脈はうっ血拡張していることが多く，補液のための持続的な点滴は上肢の静脈や鎖骨下静脈，内頸静脈などを利用してはならない．

ピットフォールと対策

◆ 下肢や鼠径部からの点滴は深部静脈血栓症の問題があり，静脈ルートの確保に悩むところであるが，栄養補給が目的であれば経腸栄養も早期に検討すべきと考える．

◆ 上大静脈症候群の原因疾患により治療方針は異なるが，経静脈的カテーテルを介して金属ステントを狭窄部に挿入し同部を拡張する方法がある．

〈 上大静脈症候群の原因疾患 〉

悪性腫瘍による上大静脈または腕頭静脈への浸潤や圧排が最も多い原因である．

① 腫瘍性　：悪性腫瘍（原発性肺癌，肺癌縦隔リンパ節転移，悪性胚細胞腫，胸腺腫，胸腺癌，胸腺カルチノイド，悪性リンパ腫など），良性腫瘍（縦隔内甲状腺腫，皮様嚢腫，奇形腫など），
② 非腫瘍性：胸部大動脈の蛇行や変位，胸部大動脈瘤，術後の炎症，特発性線維性縦隔炎*など
③ 血管性　：血栓性静脈炎，血管壁の炎症や腫瘍など

＊特発性線維性縦隔炎：慢性に進行する縦隔組織の繊維瘢痕化が主体で，原因は不明，病理学的には上縦隔結合組織内に増生する線維組織である．縦隔の広範な線維化により上大静脈の狭窄や閉塞がみられる．後腹膜線維増生を合併することもある．

【矢野　真】

1章　内科・外科　❺ 注射・輸血　１

！注意

高濃度のブドウ糖含有液を末梢から点滴するには注意が必要である

理　由　　血管痛や静脈炎をきたしやすくなる

1. 10％以上の高濃度のブドウ糖含有輸液製剤では，血管痛をきたすことがある．
2. 輸液製剤には，生理食塩水を１とした場合の浸透圧比が記載してある．ブドウ糖が7.5％以上では浸透圧比２以上になり，高浸透圧による血管痛をきたしやすく，10％では静脈炎を起こしやすくなる．
3. 高血糖をきたしやすくなる．
4. 高濃度のブドウ糖が投与されると反応性のインスリン分泌が増加し，それによりブドウ糖と一緒にカリウムが細胞内に取り込まれ，低カリウム血症になることがある．

ピットフォールと対策

［ピットフォール］
- ◆ 高濃度ブドウ糖を投与していても血糖をチェックしないで，意識障害が出て初めて高血糖の発症に気がつくことがある．
- ◆ 低K血症は初期には自覚症状が乏しいため，診断されないことが多い．
- ◆ 意識状態の悪い患者さんは，血管痛を訴えない．静脈炎の診断も遅れることがある．

［対　策］
- ◆ 不要な場合は10％以上のブドウ糖濃度の輸液を避ける．
- ◆ 10％以上の高濃度ブドウ糖輸液が必要な場合は中心静脈を確保することを検討する．
- ◆ 高濃度ブドウ糖を点滴する場合は，血糖と血清Kのチェックを行う．
- ◆ 静脈炎のチェックを頻繁に行う（看護師と協力し，異常があればすぐ報告してもらう）．
- ◆ 高濃度ブドウ糖液を点滴する場合は，Kの補充と血清Kチェックを忘れずに行う．特に不整脈がある場合，ジギタリスを使用している場合は要注意．

【菅野一男】

1章 内科・外科　❺ 注射・輸血　2　⛔絶対

カリウム製剤投与時には，濃度や点滴速度に注意しなければならない

理　由　カリウム製剤投与により血清カリウム濃度が上昇すると，**不整脈を誘発して死に至る**ことがある

- カリウム製剤の静注は最も致死率が高いにもかかわらず，静注による重大な医療事故がしばしば見られる．カリウム製剤は静注してはならない．必ず希釈して時間をかけて投与する．
- カリウムは血漿中には3.7〜5.0 mEq/lと少ないが，細胞内液には150 mEq/lと多く心筋・骨格筋の興奮，細胞の機能，酸・塩基平衡にも密接に関係する．
- 血清K値6mEq/lでは心筋の活動電位の変化から心電図上もT波の増高を認め，さらにK値が上昇するとQRSの幅が広がり，ついには心室細動に至る．
- ◎ カリウム製剤は血清Kが上昇しないよう希釈して点滴投与する．通常，溶解液の濃度はK 40 mEq/l以下に希釈しする．したがって，KCL 1/2アンプル＝20 mEqを生食500 ml以上に溶解する必要がある．
- ◎ カリウム製剤は投与速度が速いと血清Kが上昇する．通常K 20mEq/時間を越えない速度にする．

ピットフォールと対策

[ピットフォール]
- ◆ 医療の一般常識はすべての医療スタッフに行き届かないことがある．カリウム製剤は危険薬であるにもかかわらず，それを忘れて静注してしまう医師・看護師が必ずいる．
- ◆ 慌てていると禁忌事項を考える余裕がなく，間違って静注してしまうことがある．

[対　策]
- ◆ 間違って静注しないように病棟や一般外来からカリウムのアンプル製剤を排除する．
- ◆ 危険薬を準備する際には，必ず2名のスタッフでダブルチェックをするルールをつくる．
- ◆ カリウム製剤をアンプル製剤ではなく，あらかじめ注射器にカリウム製剤が入った製品で先端が通常のラインや注射針には接続できず，専用の特殊針を用いないと点滴に混注できない仕組みになっているメディジェクトK®を採用し，すべての他のカリウム製剤を病院から排除する．

メディジェクトK®は三方活栓などへの接続はできない

【菅野一男】

1章 内科・外科　❺ 注射・輸血　3　⛔相対

ジギタリス投与中の患者さんにカルシウム製剤を静注してはならない

理 由　　ジギタリス中毒を起こす危険性がある

- ジギタリスはNa-Kポンプを抑制して細胞内Naの濃度を上昇させ，Na-Ca交換系の作用によりCaが細胞内Ca濃度を上昇させ心筋の収縮力を高める．
- ジギタリス投与中にCa製剤を静注して血清Ca値を急速に上昇させると，心筋細胞内Caの濃度が上昇して，ジギタリスの過量投与と同じ病態，すなわちジギタリス中毒が出現しやすい．

[ジギタリス中毒が出現しやすい病態]
　　高Ca血症，低K血症，低Mg血症，甲状腺機能低下症
　　※低K血症ではNa-Kポンプに関与するATP分解酵素の活性が低下するため，ジギタリスの効果が増強される．

┌─────────────────────┐
│ ピットフォールと対策 │
└─────────────────────┘

[ピットフォール]
◆ ジギタリスは安全な血中濃度の範囲が狭い薬剤である．
◆ 高Ca血症はかなり高値にならないと自覚症状が出現しづらく，血液検査をしないとわかりにくい．
◆ 高齢者では内科でジゴシン®を整形外科で骨粗鬆症治療目的でCa製剤とビタミンDの投与を受けていることがある．CaとビタミンD製剤の併用では高Ca血症の頻度が増加する．
◆ 健康食品でCa含有のサプリメントを服用していることがある．

[対 策]
◆ ジギタリスの安全域が狭いため，投与中は電解質の異常に注意し，定期血液検査を実施する．
◆ ジギタリス投与中であることを患者さんにもよく伝え，他科受診時に申告するよう指導する．
◆ 高齢者には骨粗鬆症で治療中か，Ca含有サプリメントを服用していないかを確認してから，ジゴキシンを処方する．
◆ ジゴキシン服用時の注意事項を文章化し，患者さんに配布する．

【 菅野一男 】

1章 内科・外科　❺ 注射・輸血　4

痙攣の既往のある患者さんにチエナム®を点滴する際には充分注意しなければならない

理由　カルバペネム系抗生物質にて痙攣が発症した報告がある．デパケン®内服中の患者さんでは痙攣を誘発する恐れがある

- 低頻度ではあるが，チエナム®を点滴した患者さんで痙攣発作が出現したとの報告は散見される．
- カルバペネム系抗生物質が，脳神経中のGABA（γアミノ酪酸）の受容体結合能を阻害して痙攣を誘発する可能性が考えられているが，詳細な機序は不明である．
- 投与量の多い場合，高齢者，腎機能低下時に痙攣の頻度が高いとされる．
- カルバペネム系抗生物質は，バルプロ酸ナトリウム（デパケン®，バレリン®，セレニカR®）の血中濃度を低下させる．したがって，てんかん，脳血管障害後，あるいは頭部手術後にてバルプロ酸ナトリウム内服中の患者さんでは原則禁忌である．
- デパケン®内服中の患者さんでは，他の抗生物質に変更するか，痙攣薬を他の系列に変更する．

ピットフォールと対策

[ピットフォール]
- ◆ てんかんであることを隠す患者さんがいる．
- ◆ カルバペネム系を必要とする患者さんは重症なので，病歴聴取が不充分であることが多い．
- ◆ 高齢者では，高熱に伴う脱水による腎機能低下や，アミノグリコシド系抗生物質の前投与による腎障害が進行していることがある．
- ◆ カルバペネム系抗生物質は，1回投与量が0.5～1gとペニシリン系やセフェム系より少ないが，ついセフェム系の感覚で1回2gの指示を出してしまうことがある．

[対　策]
- ◆ カルバペネム系は他の抗生物質とは異なるという意識が大切．

【菅野一男】

1章 内科・外科　❺ 注射・輸血　5　🚫絶対

メイロン®とカルチコール®を同一ルートで点滴してはならない

理由　メイロン®の重炭酸イオンとカルチコール®のCaイオンにより**沈殿**が生じる

- 救急搬送された患者さんが急性腎不全で高カリウム血症を伴うと判明することがある．血液透析はどの医療機関でもすぐに始められるわけではなく，場合によっては緊急で転送が必要である．透析や転送の準備をする一方で，腎不全に伴う代謝性アシドーシスや高K血症に緊急に対応が必要な場合がある．
  1. 代謝性アシドーシスには，メイロン®を点滴する．
  2. 高Kによる不整脈の防止には，細胞外のCa濃度を上昇させ細胞膜電位を低下させる目的で，カルチコール®を3〜5分かけて静注する．
  3. 細胞内にKを移行させ，一時的に血清K値を下げる目的で，メイロン®を点滴または5〜10分くらいでゆっくり静注する．
  4. 細胞内にKを移行させ，一時的に血清K値を下げる目的で，ブドウ糖＋インスリンの点滴をする．
  5. カリメートの内服・注腸を行い，Kを腸管から排泄させる．
- これらの処置の際に，カルチコール®をゆっくり静注した後にメイロン®を点滴するのであれば問題ないが，ゆっくり静注する余裕がないときに，カルチコール®とメイロン®を共に点滴に混ぜて10〜30分で投与しようとしてはならない．重炭酸イオンとCaイオンが点滴内で結合して沈殿してしまう．

ピットフォールと対策

［ピットフォール］
- ◆ 高K血症は重篤な疾患であり，腎臓内科医以外では医師は慌ててしまうことが多い．
- ◆ ECGにてQRSの幅が広がっていると，高Kによる致死的な不整脈へ進展する可能性があり，透析まで待てずに，カルチコール®・メイロン®・ブドウ糖ーインスリンもすべてを実施することのみで頭がいっぱいになり，配合変化まで考えが及ばない．

［対　策］
- ◆ 配合変化に関してはすべてを覚えておくのは不可能であるが，重症時の緊急処置に関するもののみは覚えておく必要がある．
- ◆ 緊急処置が必要な病態での医療ミスは，患者さんの状態をさらに悪化させ死に至らしめることがあるので，注意事項の項目を覚えておく→付録2（P193）

【菅野一男】

1章 内科・外科　❺ 注射・輸血　6　🚫相対

メイロン®とリドカインを同一ルートで点滴してはならない

理由　リドカイン（2％キシロカイン®）は**アルカリ性で析出**する

- 代謝性アシドーシスや高カリウム血症で，緊急でメイロン®を点滴しなければならない病態がある．そうした病態では，不整脈を伴うことがあり，心室性期外収縮が頻発している病態では，適宜リドカイン50 mgの静注や，その後のキシロカイン®の持続点滴が必要となる．
- キシロカイン®はアルカリ性で析出することがある．したがってキシロカイン®の持続点滴をしている同一ルートで，メイロン®入りの輸液を行っていると，ルート内に沈殿が生じる．

［メイロン®による配合変化］

1 メイロン®は以下の病態や処置時に使用する
　① 乳酸アシドーシスや代謝性アシドーシスの改善
　② 高K血症の緊急処置；細胞内にKを移動
　③ 尿酸析出による尿路結石の予防に尿をアルカリ化する目的
　④ 抗癌剤メソトレキセートの大量療法を行うとき

2 メイロン®は以下の薬剤と同一ルートでは配合変化を起こす
　① カルチコール®　　→　炭酸水素カルシウムを形成
　② キシロカイン®　　→　アルカリ性で析出
　③ ワソラン®　　　　→　アルカリ性で析出
　④ 高カロリー輸液　　→　Caを含有しており，溶液のpHを下げてCa塩が沈殿しにくくしてある
　⑤ カタボン®・ドブトレックス®　→　アルカリ性で析出

【菅野一男】

1章 内科・外科　❺ 注射・輸血　7　🚫絶対

重症の**低ナトリウム血症**を急速に正常化させてはならない

理由　低Na血症の急激な補正で**橋中心髄鞘崩壊症**（central pontine myelinolysis）を起こすことが知られている

- 血清Naが130 mEq/l以下の低Na血症では，血液脳関門と細胞外液の間に浸透圧が生じ，水分が脳細胞に移行して脳細胞が浮腫になる．血清Naが125 mEq/l以下では，無気力，食欲低下，悪心・嘔吐，傾眠などが出現し，さらに低下すると痙攣が出現する．そのような状況で急激に血清Naを補正すると脳神経の脱髄病変をきたす．特にcentral pontine myelinolysisが有名である．

■ 低Na血症の対応

① 偽性低Na血症の否定
- 低Na血症で最も多いのは輸液過剰による医原性である．その他甲状腺機能低下やADH分泌異常症（SIADH）でも水過剰が起こり，見かけ上の低Na血症となる．また，高血糖・高脂血症でも検査上血清Naは低値を示す．低Na血症をみたら，Na欠乏か偽性低Na血症かの鑑別が大切である．

② Naの補充禁忌の場合
- 偽性低Na血症では実際のNa不足があるわけではなく，水過剰の状態であるから水制限が必要である．水過剰な状況にNaを補充すると循環血漿量はさらに増加して心不全をきたす危険性がある．

③ 水過剰な場合の対応
- 利尿薬の投与，輸液の減量，水分摂取制限

④ Na補充法
- 水過剰がなくて血清Na 120 mEq/l以下では高張Naを補充する．その際，半日以上かけて120 mEq/l以上まで補正し，その後も緩徐に数日かけて125〜130 mEq/lへと補正する．

【長田　薫】

1章 内科・外科　❺ 注射・輸血　8　　相対

高度の**血小板減少状態**では筋肉注射の指示を出してはならない

理由　高度の血小板減少の状態に**筋肉注射**を行うと，筋肉内に**血腫を形成**し疼痛をきたすことがある

- 一般に血小板 30,000/μl 以下の高度の血小板減少状態では，穿刺や切開などの観血処置で止血が不良になる．
- 表在静脈などは血小板 1,000/μl で穿刺しても抜針後の圧迫止血を 5 分以上行うと，通常は止血する．しかし，筋肉内注射では充分に圧迫止血をする慣習はなく，むしろ薬剤吸収を早めたいという意識から注射部位を上から揉んだりする人が多い．筋肉内注射で筋肉内の毛細血管が切断された上に，マッサージをしたのでは血腫を誘発するようなものである．

ピットフォールと対策

◆ 病状に応じて筋肉注射の臨時指示を出すことがある．
　（例）腹痛時：ブスコパン®（10）　　1A筋注
　（例）疼痛時：ソセゴン®（15）　　1/2A筋注
　しかし入院後病状が変化して血小板が減少した際には，筋注禁止の指示とともにこれらの指示も書き直す必要があるが，つい忘れてしまうと疼痛時に看護師がソセゴン®を筋注してしまうことになる．

◆ 当直などで受け持ち以外の患者さんに対する指示を求められることがある．診療してから指示を出すのが原則であるが，手が離せずすぐに診療できずに口頭指示を出す際にも患者さんの病状や検査値異常を確認してから指示を出す．「癌の末期で痛がっています」などと電話の向こうで言われると「とりあえずソセゴン 1A 筋注して下さい」などと伝えてしまいそうであるが，癌の進行期で DIC を併発している場合に筋注をすると，著明な筋肉内出血や皮下出血を招来し，患者さんや家族を苦しめることになりかねない．

◆ 血小板数 30,000/μl 以下の高度の血小板減少の際には，あらかじめ筋肉注射禁止の指示を出しておく．

【長田　薫】

高齢者にアミノグリコシド系抗生物質を長期投与してはならない

理由 高齢者では腎機能が低下しており，**腎毒性**のあるアミノグリコシド系抗生物質の長期投与では，腎機能がさらに低下する可能性が高い

1 高齢者の生理的腎機能低下
- 加齢により腎動脈の粥状変化や輸入細動脈の硝子様変性による腎硬化が生じ，糸球体の硬化や糸球体機能低下，および尿細管機能低下が出現する．高齢者では種々の動脈硬化の危険因子，高血圧・糖尿病・高脂血症・長期の喫煙歴などの合併により，腎硬化症が加速度的に進行する．また，高齢者では種々の薬剤を服用する機会が多く，薬剤性腎障害の危険性がある．

2 アミノグリコシド系抗生物質による腎障害
- アミノグリコシドは腎皮質に蓄積するため，高齢者の長期投与例では急性尿細管壊死を惹起する危険性がある．

[腎機能障害を起こしやすい薬剤]
- アミノグリコシド系抗生物質，塩酸バンコマイシン，消炎鎮痛薬，アンホテリシン，シスプラチン，尿路・血管造影用造影剤

注意事項
- ◆抗生物質使用時は起炎菌や標的臓器を充分考えてから使用する．熱があるというだけで漫然と抗生物質を使用する悪癖をつけない．
- ◆抗生物質はすべて分割投与がベターではない．アミノグリコシド系抗生物質は血中濃度が低下してからも抗菌効果が持続する（post antibiotics effect：PAE）．また，腎毒性に関しても分割投与より1回投与の方が発生率が低いため，1日1回投与が望ましい．
- ◆腎障害を認めたらただちにアミノグリコシド系抗生物質を中止すべきというわけではない．腎機能に応じて減量，および他の腎毒性のある薬剤の併用中止・減量なども検討する．
- ◆アミノグリコシド系薬剤使用時は腎機能を定期的に検査しながら，2週間以内の投与が望ましい．クレアチニンクリアランスに応じて，24時間ごと，48時間ごとなどの投与間隔を決定する．
- ◆他の腎毒性のある薬剤に関しても充分注意する．

【長田　薫】

1章 内科・外科　⑤ 注射・輸血　10　🚫絶対

高カロリー輸液中に**ビタミンB_1**を補充し忘れてはならない

理由　重篤な**乳酸アシドーシス**をきたし，致命傷となることがある

- 高カロリー輸液には高濃度のブドウ糖が含まれている．糖代謝にはチアミン（ビタミンB_1：VB_1）が必要であるが，VB_1が不足していると糖代謝がうまく回らず，乳酸が増加して蓄積し，乳酸アシドーシスを招来する．
- 高カロリー輸液が必要な状況では，患者さんの全身状態や栄養状態が不良であり，循環不全，低酸素血症，腎不全，肝障害など代謝に影響があり，アシドーシスを起こしやすい状況にある．その病態に急激に高濃度のグルコースをVB_1なしで点滴すると，乳酸アシドーシスを発症する危険性が高い．
- 腎不全などで酸の排泄障害によるアシドーシスや，乳酸の増加による乳酸アシドーシスなどは代謝性アシドーシスと呼ばれ，血液ガス分析でpHとHCO_3^-が低下し，代償性に$PaCO_2$も低下する．
- 呼吸不全でCO_2の呼気からの排泄が低下して$PaCO_2$が上昇してpHが低下する場合は，呼吸性アシドーシスと呼ばれ，代償性にHCO_3^-が増加する．

[代謝性アシドーシスの臨床症状]
- 全身倦怠感，悪心・嘔吐，呼吸速迫，頻脈，血圧低下，意識状態の悪化など

ピットフォールと対策

◆ 高カロリー輸液にはVB_1の混注が必須だが，製剤にビタミンを混ぜた後，長時間経過すると失活するので，あらかじめビタミンを配合した高カロリー輸液製剤をつくることは不可能であり，毎回使用直前に混注しなければならない．そのため忘れがちである．

◆ 高カロリー輸液とVB_1を含むビタミン製剤はセットであることを認識する．

◆ 点滴用の総合ビタミン剤を混注すると輸液が黄色となるので，無色の高カロリー輸液をみたら疑問に思う癖をつけることが大切である．

◆ 急激に発症する頻呼吸では代謝性アシドーシスを疑う．

【長田　薫】

1章 内科・外科　❺ 注射・輸血　11　⊘相対

食事摂取不良で長期抗生物質投与中のときには，**ビタミンK**の補充を忘れてはならない

理由　　血液凝固因子が不足して出血症状が出現することがある

- 血液凝固因子のほとんどは肝臓で産生されるが，そのうち第Ⅱ，Ⅶ，Ⅸ，Ⅹ因子はビタミンK（VK）依存因子と呼ばれ，VK存在の元で肝で合成される．
- 長期間食事摂取不良の場合にはVK摂取不足になり，その状況で抗生物質を使用し続けていると腸内細菌の変化により腸管内でのVK産生も障害されるため，VK欠乏状態になる．

① VK含有食品
　　VK_1：緑色野菜（ほうれん草，ブロッコリー，キャベツ，きゅうり），海藻類，緑茶
　　VK_2：納豆

② VK製剤
　　VK_1：カチーフN®，ケーワン®
　　VK_2：ケイツーN®，グラケー®

③ VK含有高カロリー輸液用総合ビタミン剤
　　ネオラミンマルチV®，マルタミン®，オーツカMV注2号®，ソービタ3号®，ビタジェクト®

④ VK不足の確認検査
　　VK不足の際には凝固因子Ⅱ，Ⅶ，Ⅸ，Ⅹが不足するためプロトロンビン時間（PT）が延長する．また，PIVKA-Ⅱ（protein induced VK absence）が上昇する．なおPIVKA-Ⅱは肝臓癌の腫瘍マーカーとしてしばしば測定される．

ピットフォール
◆ 高カロリー輸液時には総合ビタミン剤を混注するが，VKが含まれていない総合ビタミン剤もある．長期間絶食＋抗生物質投与時には，高カロリー輸液に混注する総合ビタミン剤を見直す必要がある．

【長田　薫】

急性出血以外の重症貧血の患者さんに，短時間に**大量輸血**をしてはならない

理由 短時間の大量輸血による**心不全**を発症する危険性がある

- 初診時に血色素（Hb）＜6.0 g/dlの重症貧血に遭遇することがある．過多月経や痔からの慢性失血では初診時Hb＜4のこともある．このような慢性失血に伴う重症貧血の状態では，酸素運搬の役目を担う赤血球が少ないため，心臓がポンプとしてフル回転して全身に酸素を供給している．すなわち長期間頻拍状態であり，重症貧血による心不全一歩手前の状況である．
- その状況で短期間に循環血漿量を増加させると，心臓に負荷がかかりすぎ心不全を発症する．

1 慢性重症貧血の対応
① 酸素投与：O_2 1 l／分　肺に問題がなければ流量は少量でよい
② 原因精査：慢性貧血では過多月経，痔，血液疾患が多い
③ 若年者で鉄欠乏性貧血が明白なら輸血せず鉄剤静注にて経過観察

2 慢性貧血の赤血球輸血
① 1回の輸血量は赤血球MAP液で2～3単位程度
② Hb＜6.0 g/dlでは輸血速度はゆっくり：1単位60～90分
③ Hb＜6.0 g/dlでは1単位の赤血球輸血でもHbは1上昇しない
④ 虚血性心疾患併発例ではHb＞8.0 g/dlを目標に反復輸血

ピットフォール

◆ ビタミンB_{12}欠乏による巨赤芽球貧血が疑われる場合，VB_{12}を1回でも注射すると，**24時間以内に骨髄中の巨赤芽球は消失**する．血漿成分を含む輸血でも血漿中のVB_{12}により赤芽球が消失することもある．したがって，巨赤芽球貧血を疑う場合には，治療や輸血前に骨髄穿刺を行う必要がある．

【長田　薫】

1章 内科・外科 ❺ 注射・輸血 13 ⊗相対

5％グルコースやソリタT3G®などと同時に同じラインで赤血球輸血をしてはならない

理由 点滴ラインの中で**浸透圧差**や**電解質差**により赤血球が**溶血**する可能性がある

- 5％グルコースやソリタT1®などの溶液中では，電解質濃度が低いために赤血球内に水分が入り込み，赤血球は溶血する可能性がある．
- ソリタT3G®や10％グルコースなどの浸透圧が高い溶液中では赤血球の水分が細胞外へ出るため，赤血球は溶血する可能性がある．
- ハルトマン®やラクテック®などの細胞外補充液（等張電解質液）は血漿浸透圧がほぼ同じで溶血することはないが，Ca^+が少量含まれるため全血輸血時には凝固系を活性化して赤血球凝集を起こす可能性がある．

◆ 輸血は単独ルートが原則で，生理食塩水以外の併用はしない．
◆ カタボンなどは浸透圧が1に調整されており，かつ投与量が微量であることから，輸血と同一ルートでも臨床的には問題にならない．他のルートが確保できない場合には，同一ルートもやむをえない．
◆ 5％グルコースや低張電解質液でも浸透圧は1に調整されているものが多く，通常の輸血では臨床的に問題になる溶血は少ない．

ワンポイントアドバイス

- 中心静脈ラインから輸血を行うこともあるが，輸血終了時に放置していたり，終了間際の滴下速度が遅くなった際に，ラインがつまる可能性がある．これを予防するためには，輸血ルートの側管から生理食塩水をゆっくり点滴しておくとよい．
- 輸液にはNa^+含有量が少なく水分が細胞内に移行する低張電解質液と，電解質が血漿とほぼ同等で水分が細胞外液に留まる等張電解質液（細胞外液補充液）がある．手術後，血圧低下時などは細胞外液の補充が原則である．
- 等張電解質液では赤血球溶血は起こらないが，生理食塩水以外の等張電解質液にはCaが含まれているため，原則赤血球輸血とは併用しない．赤血球MAP液では併用しても臨床的には問題にならない．

【長田 薫】

1章 内科・外科　❺ 注射・輸血　14　⊘相対

播種性血管内凝固症候群（DIC）の確認をせずに血小板輸血を行ってはならない

理由　DICの際に**抗凝固療法**なしで血小板輸血を行うとDICが増悪する

- DICとは種々の基礎疾患により組織因子が血管内に流入し，循環血液中の凝固因子が活性化され凝固して多数の凝固血栓を形成するために生じる病態である．微小血管の閉塞から多臓器に障害を起こし，多数の血栓形成による消費性の凝固因子や血小板の減少から出血症状をきたす．さらに，血栓溶解の生理的な反応により，二次性に線溶亢進になり出血症状が増悪する．
- DICの治療は，誘引となる基礎疾患の治療とともに，抗凝固療法を行う．抗凝固療法を行いながら，不足している凝固因子補充目的で新鮮凍結血漿や血小板輸血を行う．抗凝固療法なしに凝固因子や血小板を補充すると血栓形成が促進され，DICが加速度的に増悪する．

ピットフォールと対策

◆血小板減少時の対応

①皮下出血などの臨床症状の確認，②偽性血小板減少の鑑別，③DICの鑑別，④薬剤性血小板減少を鑑別，⑤血液疾患の鑑別，⑥膠原病の鑑別

◆DICには必ず誘引となる転移性癌，重症感染症，胎盤早期剥離などの重篤な基礎疾患が存在する．誘引のないDICはない．

◆血小板は採血時間が長い時，採血管の攪拌不充分な時などは採血管のなかで凝集し偽性血小板減少になる．

◆EDTA依存性血小板減少；採血管内のEDTAにより血小板が凝集してしまう偽性血小板減少の一つ．クエン酸採血では正常値を呈する．

Topics

特発性（自己免疫性）血小板減少症（ITP）の患者さんで胃の*Helicobacter pylori*陽性の場合には，HP除菌により約50%に血小板数の増加が認められる．

【長田　薫】

＊1章　内科・外科　❺注射・輸血　15　⊘相対

HBVの確認をせずに免疫抑制薬や抗癌剤の治療を行ってはならない

理由　HBV陽性患者に免疫抑制薬や抗癌剤による治療を行うと，B型肝炎が増悪し**劇症肝炎**を発症することがある

- HBVキャリアや慢性B型肝炎の患者さんでは，HBVが肝細胞に持続性に感染している状態である．そうした患者さんにステロイドその他の免疫抑制薬投与や抗癌剤治療による免疫抑制状態をつくると，HBVが増殖して多数の肝細胞が障害され，肝機能障害が出現または増悪する．
- 免疫抑制作用のある薬剤投与終了後は免疫系が急速に回復する．その際にHBVを排除しようとして感染している肝細胞ごと攻撃する．多数の肝細胞にウイルスが存在する場合には，広範囲に肝細胞が障害され亜急性肝炎や劇症肝炎に進展する危険性がある．

■ HBV陽性者に対する免疫抑制薬・抗癌剤の治療
- 肝臓専門医と連携し，HBV感染の状況を充分把握してから治療を行う．
- HBVが野生型ではなく変異型の場合には，回復期に劇症化する危険性が上昇するといわれている．
- 3TCを併用してHBVを抑えながら治療を行うことも可能だが，3TC中止後にHBVが急性増悪することがあるので，年余にわたり，場合によっては生涯3TCが必要となることを充分認識して使用する．

> **ピットフォール**
> ◆HBVキャリアでは，肝障害などが出現せず自覚症状もないことが多い．そのため本人がHBVキャリアであることを自覚していない場合や，聞かされていても自覚症状がないため，医療機関受診時に医師に告げないことがある．したがって，ステロイド治療を行う場合や化学療法を行う場合には，HBVに関する問診や血液検査が必須である．

【長田　薫】

第2章
整形外科領域の医療禁忌事項

1. 外来診察時の禁忌事項　　128
2. 外来処置に関する禁忌事項　140
3. 手術に関する禁忌事項　　147

2章 整形外科　❶外来診察　1

⊘相対

レントゲン写真を見て，"骨折なし"と断言してはならない

理由　初診時のレントゲンで骨折線が見えず，**骨折がない**と考えられる場合でも**後日転位**が生じ骨折が判明する場合がある

- 手の舟状骨骨折，大腿骨頚部骨折は，初診時に骨折線が見えなくとも後日転位が起こって判明することがある骨折として有名である．このほかにも，小児の上腕骨顆上骨折や外顆骨折なども転位がない場合は骨折の診断は難しい．舟状骨骨折は2週間以内に診断できれば，治療法に大きな変化はないので，疑った場合（手関節の背屈時痛，やsnuff boxの圧痛）はレントゲンで骨折が見えなくとも1週間後の再来を指示する．大腿骨頚部骨折は転位が軽微であれば，骨接合術が可能であるが，転位してしまうと人工骨頭置換術が必要となる．したがって，骨折線が見えなくとも疑った場合はMRIを撮影し診断を確定する方がよい．
- 反対に骨折像が明らかだが，新しいものか陳旧性のものかの区別が難しい場合がある．高齢者の脊椎圧迫骨折である．この場合は痛みの原因は圧迫骨折であると言ってしまえば，説明もつきやすいので，安易に圧迫骨折と言いがちであるが，単なる打撲である場合も多い．圧迫骨折は後日レントゲンで圧迫の進行があれば診断は確実である．
- 肋骨は肺野と重なり，骨折の診断が難しい部位の一つである．しかし，肺，肝臓，脾臓などの内臓に損傷がなければ，骨折していても治療は保存療法（バストバンド装着やNSAIDsの投与による疼痛コントロール）であり，骨折の有無が治療法に影響しない．したがって，手術主体の病院に勤務する整形外科医にとっては関心の低い部位である．しかし，患者さんは骨折の有無を大変心配する．胸部打撲の患者さんを骨折なしとして他院に紹介した際に先方で骨折ありと言われる事がある．医療保険の関係で骨折が否定できない例を骨折扱いにし本人にもそのように説明する医師がいる．その場合前医が骨折を見逃したと非難される結果になる．骨折なしと断言しないほうがいろんな意味で有利である．

ワンポイントアドバイス

- しかし，何でも"骨折かもしれない"と言うのも不適切である．病気や怪我を治すことに加え患者さんを安心させるということも医師の重要な仕事である．"骨折なし"と断言すべきではないが，重症でない場合は患者さんを安心させることも忘れてはいけない．

【山崎隆志】

"坐薬のNSAIDsは胃潰瘍，十二指腸潰瘍を起こさない"と考えてはならない

理由 NSAIDsによる**消化管潰瘍**は消化管への直接作用によってのみ起こるものではない

- 3ヵ月以上NSAIDsを服用している関節炎患者1,008例に胃内視鏡検査を行ったところ，156例（15.5％）に活動性の胃潰瘍が見つかったと報告されている（塩川優一，他：非ステロイド性抗炎症剤による上部消化管障害に関する疫学調査．リウマチ，31：96-111，1991）．しかもNSAIDsによる胃・十二指腸潰瘍は半数近くが無症状であるとされるのでその予防は重要である．

■ NSAIDsの作用機序と粘膜障害

- NSAIDsはプロスタグランジン（PG）産生を抑制することにより，抗炎症，鎮痛作用を発揮する．一方，PGは胃粘膜において胃液分泌抑制，粘液産生増加，粘膜血流増加などにより潰瘍発生を抑止している．したがってNSAIDsの本質であるPG産生抑制作用が胃粘膜では潰瘍発生作用となる．
- 内服されたNSAIDsは胃や十二指腸で吸収され，粘膜で薬剤が高濃度となり，PG産生を抑制するため，胃や十二指腸の粘膜障害を起こす．坐薬ではこの機序による粘膜障害を避けることが可能である．しかし，血中に吸収され胃粘膜に達するNSAIDsもPG産生抑制作用を発揮する．したがって，坐薬でも胃潰瘍，十二指腸潰瘍発生のリスクがあると考えなければならない．

対 策

◆ NSAIDsのPG産生抑制はCOX（シクロオキシゲナーゼ）を抑制することによるが，COXにはCOX-1，COX-2の2種類あり，COX-2のみを選択的に阻害することにより抗炎症作用や鎮痛作用を維持しつつ，胃粘膜保護作用を失わせないCOX-2選択的阻害薬（モービック®やハイペン®）が市販されている．

参考➡ 「胃潰瘍の患者さんに消炎鎮痛薬を長期投与すべきではない」（P55）

【山崎隆志】

漫然と骨粗鬆症薬を投与し続けてはならない

理由 活性型ビタミンDでは**重篤な高Ca血症**が起こりうる

■ 骨粗鬆症薬の副作用

- 骨粗鬆症治療は長期にわたる服薬が必要となる．患者さんは無症状であることも多く，骨粗鬆症薬にはビタミン製剤もあり，またCaは栄養素であるので医師側も骨粗鬆症薬は安全と思いこんで漫然と投薬を続けがちになるが副作用を忘れてはいけない．

- 骨粗鬆症薬の副作用は胃腸障害が多いが，血中Ca異常は無症状のうちに進行する可能性がある．Ca製剤のみでの高Ca血症は稀だが，腎不全，副甲状腺機能亢進症の場合は注意が必要である．ビタミンDではときに重篤な高Ca血症から腎不全に至る場合がある．投与直後ではなく数ヵ月後に発症する場合が多いので，定期的にCaを検査し10.5mg/dlを超えないようにする．

■ 骨粗鬆症薬投薬上の留意点

- ビタミンK（グラケー®）はワーファリンの作用を減弱させるのでワーファリンとの併用禁止であることは有名である．
- ビスホスホネートでは血清Pの上昇［エチドロネート（ダイドロネル®）に特有］があり，長期大量投与時には骨軟化症が起こりうる．

> **ピットフォールと対策**
> ◆ 高Ca血症の治療は骨粗鬆症治療薬であるところのエルシトニンの大量投与である．
> ◆ 新世代のビスホスホネート（ボナロン®，フォサマック®，ベネット®など）には上記の血清Pの上昇はいわれていないが，朝食30分以上前の服用，服用後の臥位を避ける，などの注意が必要である．
> ◆ 骨粗鬆症に対しては，適度な運動が基礎療法として重要であることも忘れてはいけない．

【山崎隆志】

2章 整形外科　❶ 外来診察　4　🚫絶対

発熱を伴う関節痛や腰背部痛を，高熱による関節痛と判断してはならない

理由　化膿性関節炎や化膿性脊椎炎は局所痛に発熱を合併する早期の治療が必要な疾患である

- 関節痛や腰背部痛の原因は変形性変化によるものが多く，慢性発症のため時間をかけた保存療法が基本である．しかし，関節痛や腰背部痛を呈する疾患にも早期治療が必要な疾患があることを忘れてはならない．特に発熱を合併しているときは化膿性関節炎や化膿性脊椎炎や硬膜外膿瘍を疑う必要がある．

- ◆ **化膿性関節炎**→局所の熱感，発赤，腫脹が著明で，疑えば診断は容易である．化膿性関節炎は治療時期を逸すると関節軟骨が破壊され関節機能が消失するので早期の抗生物質の投与，関節穿刺や切開による関節内の減圧，排膿が必要である．

- ◆ **化膿性脊椎炎**→背部痛は激烈で，座位になるのも困難である場合が多い．また叩打痛，体動時痛も強い．早期に治療を開始すれば抗生物質投与による保存的治療が奏功するが，治療が遅れると硬膜外や腸腰筋内に膿瘍を形成し，麻痺を生じ外科的治療を要することになる．

- ◆ **硬膜外膿瘍**→化膿性脊椎炎に合併することが多いが，基礎疾患のある患者さんでは硬膜外膿瘍で初発することがある．この場合はX線で異常所見がなく，麻痺になって発見されることがある．疑えば早期のMRIが有用である．

- ◆ **インフルエンザなどの発熱疾患**→多関節痛や腰背部痛を合併することが多いが，安易に発熱による関節痛，腰背部痛と考えることなく化膿性疾患を常に鑑別診断に含めなければならない．

ピットフォールと対策

- ◆ 整形外科に発熱を伴った患者さんが来院する頻度は少ないので運動器感染症は見過ごされがちである．感染症でも局所に熱感，発赤などの所見のない場合がある．また，主訴が関節痛などであっても熱や食欲などの全身状態に関する問診は重要である．

- ◆ 関節痛，腰背部痛以外で発熱を伴う場合は急性骨髄炎，蜂窩織炎などを考える．

【山崎隆志】

2章 整形外科　❶外来診察　5

腰痛を主訴とする患者さんに腰椎周辺だけを調べてはいけない

理由　患者さんの考えている"腰"の意味は医師の考える"腰"より広い範囲を指していることがある

- 腰痛の鑑別診断は腰椎，仙骨，骨盤などの整形外科疾患から大動脈，腎，尿管，子宮，消化管疾患など非常に広範囲であることはよく知られている．
- 一方，"腰"とはどこを意味するのかという観点からも鑑別を考える必要がある．松平らの研究によれば患者さんの考える腰は意外と広い範囲を指すことがわかる（図）．高齢者が転倒して腰が痛いと訴えた場合に腰椎圧迫骨折だと考え，腰椎のみレントゲンを撮るのでは不足である．大腿骨頸部骨折であっても腰痛を訴える人はいる．股関節のレントゲンも撮影すべきである．
- 腰痛ばかりではなく，患者さんが訴える部位と疾患が全く別の部位であることは稀ではないので注意すべきである．子供が"肩"を動かさない，といって受診した場合の多くは肘内障である．手足が動きにくいという主訴で来院した症例が，肝炎のための全身倦怠であった例，膝がガクガクするという主訴の症例が頸髄症による痙性歩行であった例など枚挙にいとまはない．

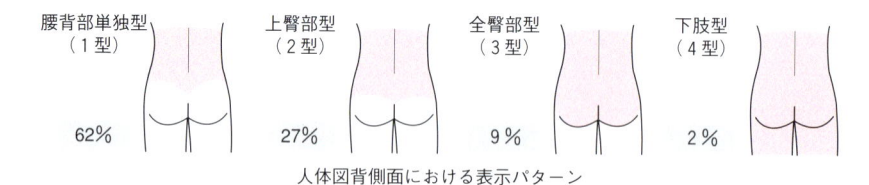

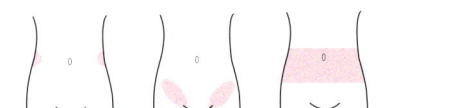

腰背部単独型（1型）　62%
上臀部型（2型）　27%
全臀部型（3型）　9%
下肢型（4型）　2%

人体図背側面における表示パターン

11%

人体図腹側面における表示パターン

● "腰"とはどこ？
患者さんがどの範囲を"腰"と考えているか．臀部まで含める人が9%，下肢まで含める人が2%，腹側まで含めている人が11%と"腰"の範囲は意外に広い．日本腰痛学会誌，7：49-54，2001より改訂

【山崎隆志】

急性腰痛症に長期安静を指示してはならない

理由 腰痛に長期安静臥床が有効である証拠はなく，**社会復帰を遅らせる**可能性がある

■ 急性腰痛症とその診断

- 急性腰痛症とは重篤でなく，原因のはっきりしない比較的急性に発症する腰痛をさす．いわゆるぎっくり腰も含むが，24時間程度の経過で亜急性に発症するものもある．
- 急性腰痛症の診断には尿管結石や大動脈解離（P36参照）などの他科疾患，化膿性脊椎炎や病的脊椎骨折，硬膜外血腫などの疾患の除外が必要であるが，痛みが強いわりには重篤感がない，重量物をもちあげたなどのきっかけがあることなどから診断する．

■ 腰痛の治療

- これまでは腰痛には安静が重要とされていたが，腰痛治療に安静臥床が治療期間短縮に有効であるという証拠はない．NSAIDsや筋弛緩薬は有効とされているので，これらで疼痛をコントロールし可及的早期に日常生活に復帰するのがよい．通常2～3日の安静で絶えがたい激痛は緩和される．通常，側臥位で少し背骨をまるくする姿勢が楽なことが多い．
- 上記以外に腰痛の治療には牽引，コルセット，運動，マニピュレーション，硬膜外ブロックなどがある．

    牽引▶治療期間を短縮する証拠はない．特に腰痛の急性期にはかえって痛みを悪化させるおそれがある．慢性期では牽引により一時的に症状が軽快する場合があるので試みて結果良好であれば継続してもよい．

    コルセットや腰椎ベルト▶一度仮に装着させて，良好と患者さんが感じる場合は継続させる．

    運動療法▶慢性期には試みる価値があるが有効性に疑問があるという報告もある．

    マニピュレーション▶以前はインチキ療法と考えられていたが，最近その有用性が多数報告されるようになった．

    日本で開発されたAKA（arthrokinematic approach）療法▶有用である可能性がある．

    硬膜外ブロック▶治療期間短縮に有効かどうかはいまだ不明であるが，目前の疼痛軽減には有用であるので激しい疼痛を訴える場合は行う方がよい．

【山崎隆志】

悪臭を伴う創を消毒と抗生物質投与のみで経過をみていてはならない

理由 感染創は悪臭を伴うことが多く**早期の切開排膿が必要**である

- 感染創の治療は有効な抗生物質の投与と徹底的な掻爬である．壊死組織が存在すると抗生物質が到達しないので掻爬が必須である．壊死組織を残した状態ではいくら抗生物質を投与しても治療に限界がある．
- 感染創の多くは悪臭を伴うが，嫌気性菌では特に悪臭が強い．嫌気性菌には破傷風，ガス壊疽があり，適切な治療を怠れば，早期に全身状態の悪化を招く．嫌気性菌は充分な掻爬ができればペニシリン系，セフェム第一世代が著効する．
- 四肢の感染ではときに壊死性筋膜炎という重症感染症があるので注意する．A群溶血性連鎖球菌感染症が原因で進行がきわめて速く，劇症型A群溶連菌感染症（streptococcal toxic shock-like syndrome：TSLS）といわれる．本症と診断されれば救命のためには早期の四肢切断が必要になることが多い．
- 悪臭，開放創がなくとも深部の膿瘍があり改善傾向がない場合は切開排膿の適応である．特にDM（糖尿病）合併例では容易に重症化するので早期の切開排膿が必要なことが多い．
- 深部の膿瘍を疑う状況は局所と疼痛，熱感，浮腫である．研修医は浮腫を見逃すことが多い．発熱，CRP高値，白血球数高値は常識的である．深部膿瘍を疑えば造影CTが診断に有効で，膿瘍はリング状に造影される．

memo

なるべく患者さんに侵襲の少ない治療を行いたいと考えるのは医師として当然であり，感染症に対して抗生物質の投与のみで治療できれば理想である．しかし，外科的介入の機会を逸すると治療がますます困難になるのも事実である．外科的介入のタイミングは経験を積んだ医師にも難しい場合がある．

【山崎隆志】

2章 整形外科　❶外来診察　8

小児の**関節腫脹のない肘関節痛**を**肘内障**と判断してはならない

理由　転位のない**上腕骨顆上骨折**，**外顆骨折**は腫脹が軽度である

- 小児の肘部外傷としては肘内障の頻度が高い．したがって，小児が肘を痛がって来院した場合は肘内障と考えがちであるが，肘内障では腕を引っぱった，ときには寝返りで腕がひっぱられたなどのhistoryが必ずある．したがって，そのようなhistoryがない場合は他の疾患を考えるべきである．
- 小児の肘部の骨折では上腕骨顆上骨折と外顆骨折が多い．転位があれば変形や腫脹があるが，転位のない場合は腫脹も軽度であるうえ，小児は脂肪が多く，腫脹がわかりにくい．

ピットフォールと対策

- ◆ 肘内障と確定診断ができない場合は慎重なX線写真読影が必要である．特に外顆骨折はギプスをしても転位が進行しやすいため手術適応となることが多いので見逃さないことが肝要である．
- ◆ 外顆骨折の見逃しの後遺症として，外反肘や遅発性尺骨神経麻痺がある．上腕骨顆上骨折で転位がない場合は，ギプス治療でよいが，初診時骨折線が不明で仮骨が生じて初めて骨折であったと診断される場合もある．
- ◆ 小児では詳細な病歴聴取や疼痛部位の同定が困難なため，初診時に診断が確定しないこともあるが，その場合は必ず再診することが重要である．"後医は名医"の法則により後日診断がつく場合がある．

【山崎隆志】

筋性斜頸，先天性股関節脱臼を生下時から積極的に治療してはならない

理由 筋性斜頸は1歳頃まで経過観察でよい．先天性股関節脱臼は3ヵ月から治療開始する

- 筋性斜頸，先天性股関節脱臼，先天性内反足は整形外科領域で過去に3大奇形といわれた乳児の疾患である．内反足は早期の治療が必要であるが，筋性斜頸，先天性股関節脱臼は急いで矯正などを行う必要がないばかりかむしろ早期治療が悪影響を及ぼす疾患である．

■ 筋性斜頸

- 生後1週頃に頸部に腫瘤ができ，頭部を患側に向け，顔が健側方向に回旋する疾患である．従来はマッサージや徒手矯正が行われたが，90％は自然治癒するので，頭部を正中位に保つよう母親に指示する程度でよい．10％の非治癒例は長期に斜頸を放置すると顔の変形が生じるので1歳以降に腱切り術を行う．

■ 先天性股関節脱臼

- 周産期および出生後の発育過程で脱臼するので発育性股関節脱臼ともいわれる．股関節の開排制限，脚長差，などで発見される．X線写真ではShenton線の異常などの特徴がある．過去には早期に徒手整復を行い開排位でのギプス固定がされていたが，この治療法では高頻度に骨頭変形が起こることが判明した．そこで，最近は生後3ヵ月ごろに患児が自らの力で脱臼を整復し，保持するRiemenbugel法が標準的治療法となってきた．この方法で8～9割が整復される．この方法が不成功な場合に手術的治療が行われる．

→ したがって，筋性斜頸，先天性股関節脱臼は新生児期から急いで治療をする必要はない．

> **ワンポイントアドバイス**
> ● 筋性斜頸に対するマッサージ，先天性股関節脱臼に対する徒手整復・ギプスは過去には正しい治療法として教科書に書かれていた．医師として診療に従事するからには教科書を読んで勉強することはもちろん重要であるが，自分が治療した患者さんが本当によくなったかを自分の目で検証することもさらに重要である．

【山崎隆志】

2章 整形外科　❶外来診察　10　🚫絶対

両下肢麻痺をみて原因が腰椎にあると考えてはならない

理由　両下肢麻痺の原因としては腰椎部疾患より**胸椎部の疾患**が多い

■ 下肢麻痺の診断

- 両下肢麻痺の症例に遭遇した場合，原因が腰椎部にあると考えている人が多いが実際には胸椎部疾患が多い．腰椎には脊髄はなく，神経組織は馬尾と神経根である．馬尾は脊髄に比較して圧迫性の麻痺は生じにくく，麻痺が出現するより前に腰痛や下肢痛などの痛みが主訴となることが多い．
- 一方，胸髄は圧迫に対して容易に麻痺を生じる．前駆症状として，肋間神経痛様の痛みが出現することもあるが，麻痺が主訴となる．

■ 下肢麻痺の原因となる疾患

- 麻痺の原因レベルを知るためには知覚をチェックする．詳しくはデルマトームによるが，乳腺がT4，臍がT10と覚えておく．両鼠径以下の知覚障害があれば腰椎が原因ではなく，下位胸椎レベルに病変があるとみてよい．反射の亢進やBabinski反射などの病的反射の存在も胸椎より上位での障害を示す．
- 慢性に発症するものには靭帯骨化症，脊髄腫瘍，脊椎腫瘍，脊髄動静脈奇形などがある．急性に発症するものとして，硬膜外膿瘍，硬膜外血腫，脊髄梗塞などがある．胸椎椎間板ヘルニアは慢性発症が多いが急性にも発症しうる．
- 上肢にも症状があれば，頸椎疾患を考えねばならない．風邪症状などの前兆があればギランバレー症候群も考える．
- 片側の下肢麻痺が主訴となるものとしては腓骨神経麻痺が多い．腓骨神経は走行が浅部であること，可動性が低いことから，容易に麻痺を起こしやすい．睡眠時の圧迫や，足関節捻挫による牽引でも麻痺を起こすことがある．
- 腰椎椎間板ヘルニアでも片側下肢麻痺が生じるがそれ以前に疼痛が前面に出るのが普通である．

【山崎隆志】

骨折を単なる外傷と判断してはならない

理由 　**病的骨折**，疲労骨折，外傷を起こす**基礎疾患**などを考慮する

- 大部分の骨折は健常人に外傷が原因で発生する．しかし，骨の方に骨折を起こしやすい原因がなかったかを常に考える必要がある．特に受傷機転が軽微であった場合には病的骨折を考える必要がある．若年者では骨嚢腫，内軟骨腫，線維性骨異形成症などの良性骨腫瘍，中年以降では**癌の骨転移**が多い．X線写真読影に際して，骨折線ばかりでなく周囲の骨透亮像を見逃さないようにする．
- 外傷の既往がなくとも，繰り返すストレスにより疲労骨折が起こりうる．下腿骨，足趾骨に多い．
- 高齢者の骨折に**骨粗鬆症**が合併しているのは常識的で非常に軽微な外傷や時に外傷歴がなく起こる．大腿骨頸部骨折，橈骨遠位部骨折，脊椎圧迫骨折，上腕骨近位部骨折の頻度が高い．脊椎圧迫骨折は，ときに無症候性のことがある．全く腰背部痛の既往がないにもかかわらず，偶然撮影したX線写真で陳旧性骨折が指摘されることがある．大腿骨頸部骨折の受傷機転としては転倒が多いとされるが，実際は転倒前に骨折が発生し，その後転倒するという説がある．

対　策

◆ 骨のみに目を奪われることなく，頸髄症，パーキンソン病，小脳梗塞など転倒しやすい全身疾患をスクリーニングする．上肢の巧緻性障害は指の伸展遅延で容易に判断可能で，頸髄症のスクリーニングに有用である．肘のrigidity，仮面様顔貌，指の振戦などでパーキンソン病を，眼振，めまい，指鼻テストなどで小脳機能をチェックする．

◆ もっと広い視野で考えれば，患者さんの生活環境をみることも大切である．再骨折を防止するため，家の中に段差がないか，手すりが必要な場所に設置されているかを検討することもリハビリテーション領域からは重要視されている．

【山崎隆志】

2章　整形外科　❶外来診察　12　　🚫絶対

尿閉に対して，導尿のみで診療を終わらせてはならない

理由　脊髄や馬尾障害による尿閉は緊急除圧が必要である

- 尿閉に対して導尿するのは膀胱や腎の機能障害を防止するために必要な行為である．しかし尿閉の原因には尿道の閉塞と神経因性の排尿障害によるものがある．尿道閉塞には導尿し緊急事態を回避しその後慎重に精査すればよいが，神経因性の尿閉は緊急除圧の適応である．至急，脊椎外科医に紹介する必要がある．
- 尿閉は脊髄や馬尾が高度な圧迫を受けなければ発生せず，通常は下肢の麻痺を合併しそちらが主訴となることが多い．しかし，疼痛や発熱のためベッド上安静を指示されている場合に見逃されることがある．また，脊髄円錐部や仙骨部での圧迫では麻痺より直腸膀胱障害が前面に出ることがある．椎間板ヘルニア，硬膜外血腫，硬膜外膿瘍が急性に尿閉を発症する可能性があるのでMRIによる精査が必要である．その際，運動機能障害レベル，知覚障害レベル，深部反射から頸椎，胸椎，腰椎のどこをチェックすべきかを判断する．
- 重症な糖尿病などによる神経障害から尿閉になることもあり，画像診断にあわせて血糖値の検査などの血液検査も大切である．

👉 ワンポイントアドバイス

- 筆者は"自力排尿できないので導尿しました"との報告を発症翌日，ときには週明けの月曜日に受け，緊急手術をしたことは稀ではない．完全に尿閉になる前に専門医に相談することが好ましい．

【山崎隆志】

骨折や脱臼の**徒手整復**を何回も**反復**してはならない

◎相対

理由　1～2回の徒手整復で良好な整復が得られない場合は**観血整復の適応**である

■ 徒手整復の意義

- 徒手整復が成功すれば患者さんは手術を避けることができるのでなんとか成功させたいのは医師，患者さんに共通する希望である．しかし，複数回の徒手整復は周囲の**神経，血管損傷**，小児の骨端線損傷の場合は**成長軟骨障害**を招く可能性が高い．さらに腫脹も増悪する．1～2回の整復で充分な整復位が得られない場合は観血整復の適応である．観血整復が必要となったからといって，先行した徒手整復は無意味であったわけではない．大きな転位の状態を小さな転位にすることは，疼痛や腫脹の軽減に重要だからである．

■ 各種の徒手整復

- 一般に徒手整復が行われることの多い骨折は，橈骨遠位端骨折，小児の上腕骨顆上骨折，前腕骨折，下腿骨折である．徒手整復の基本は長軸方向への牽引であるが，上腕骨顆上骨折では先に回旋転位を矯正後に屈曲転位を矯正するなど各骨折に特有な整復法がある．成人の前腕骨折や下腿骨折は転位が少なくとも手術適応となることが多いが，強度な転位がある場合は徒手整復を行い転位を小さくして手術を待機するのがよい．
- 関節の整復としては肩が多い．肩関節の脱臼の整復法にはヒポクラテス法，Kocher法，ゼロポジション法があるが，ゼロポジション法が最も愛護的で確実性が高い．患者さんを充分リラックスさせれば通常無麻酔でも可能である．不成功の場合は全身麻酔で筋弛緩を得れば確実に整復される．
- 膝関節の脱臼は稀だが，整復時に膝窩動脈損傷のおそれがあるので，充分な施設があるところで行うべきである．股関節脱臼の整復も充分に痛みと筋の緊張をとる必要があるので腰椎麻酔か全身麻酔が必要である．肘や足関節の手関節，指関節の脱臼の整復は容易である．

> **ワンポイントアドバイス**
>
> ● 徒手整復後の固定と可動域訓練も重要である．原則として関節の固定は良肢位固定とする．手指ではMP（中手基節骨間関節）屈曲，PIP（近位指節間関節），DIP（遠位指節間関節）伸展位が拘縮を起こしにくいとされている．脱臼後の固定期間は関節にもよるが一般的には3週程度である．CPM（continuous passive motion）を用いれば早期からの可動域訓練が可能である．

【山崎隆志】

前腕骨折では肘と手関節に注意しなければならない

2章 整形外科 ❷ 外来処置 2　⛔絶対

理由　前腕骨折には肘部で**橈骨頭の脱臼の合併**，手関節部で**尺骨頭の脱臼の合併**がありうる

- 尺骨骨折に橈骨頭の脱臼を合併した骨折をMonteggia骨折，橈骨骨折に尺骨頭の脱臼を合併したものをGaleazzi骨折という．これらの脱臼は骨折の解剖学的整復が得られれば自然に整復されることが多い．
- 一般に骨幹部骨折の整復は滑らかな動きが要求される関節部の整復より転位の許容範囲が広いことが多いが，前腕骨折で上記の脱臼を見逃し，解剖学的整復が得られない状態を許容範囲としてしまうと脱臼を遺残させることになる．
- 前腕骨骨折では肘，手関節部を見逃さないことが重要である．

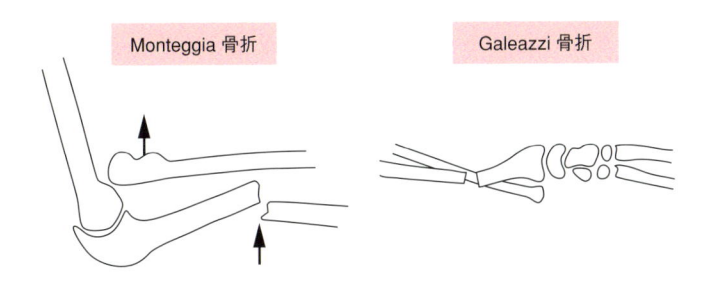

Monteggia 骨折　　　Galeazzi 骨折

ピットフォール

◆ Double lesionは見逃されやすい．画像上に明確な異常所見があると目が奪われ，他の隠れた障害を見落としやすい．

【山崎隆志】

骨折後**ギプス装着後の痛み**を骨折による痛みと判断してはならない

理由 骨折などの外傷後の痛みでは**コンパートメント症候群**を最も疑わねばならない

1 コンパートメント症候群とは

- 組織の腫脹により筋区画（コンパートメント）内圧が血圧より高くなり，筋区画内が虚血に陥った状態をコンパートメント症候群（区画症候群）という．虚血により筋，神経が壊死に陥り，治療が非常に困難であるのでコンパートメント症候群は予防と超早期の治療が重要である．前腕での本症の最終状態をVolkmann拘縮という．骨折後にVolkmann拘縮を起こすと，発症の予防措置を行わなかったとして訴訟となる場合があるので，充分な注意が必要である．

2 コンパートメント症候群の診断

- 本症の診断には5P（pain痛み，pallor蒼白，paresthesia知覚障害，paralysis運動麻痺，pulselessness動脈拍動消失）があげられるが，最も重要なものは痛みである．特に前腕，下腿では指（趾）伸展で増強される痛みが最も診断価値が高い．
- 診断には筋内圧の測定が有用である．Whitesidesの方法が特別な器具が不要で簡便である．動脈圧測定器を使用してもよい．筋区画内圧の測定のポイントは，少量の生食を注入し，刺入した針の先端を筋が覆わないようにすることである．筋内圧は正常では0 mmHgであり，拡張期血圧より10～30 mmHg低い値となっていれば阻血の心配があり筋膜切開の適応である．

3 コンパートメント症候群の治療

- 臨床的に本症を疑えば，筋内圧の測定を省略し，空振りをおそれることなく，ギプス除去，減張切開を躊躇なく行う態度が重要である．
- 減張切開では一つのコンパートメントだけでなく複数のコンパートメントの除圧を行うことが肝要で，皮切は充分大きくとるのがよい．下腿には4区画あるので2つの皮切を置くと処置が早い．

【山崎隆志】

2章 整形外科　❷外来処置　4

🚫 相対

汚染された創を閉じてはならない

理 由　汚染された可能性のある創を閉じると**感染を増悪**させる可能性が高い

- 汚染創を閉じると創内で感染が発生した場合，排膿できないため感染が重症化する．したがって，動物による咬傷，銃創，汚染度の高い開放骨折，golden hour内に処置ができなかった場合などでは，一期的に創を閉鎖せず，創を開放状態とし，wet dressingとする．感染があれば膿の流出や悪臭で容易に診断でき，追加処置が可能となる．感染徴候がなければ数日後に閉創する（primary delayed closure）．
    - → ただし，関節や大血管，神経，骨が露出する場合は健全な周囲の組織で被覆するよう努力し，皮膚は開放としておく．
- 骨折を合併している場合，golden hour以内では観血整復内固定を行うことは許容されているが，我々は関節近傍など特殊な場合を除き，原則として内固定は避け，二期的手術としている．生体内の異物は感染を増悪させるからである．骨折を安定化させるためには創外固定や牽引，ギプスなどの外固定とするほうが無難である．

> 👉 **ワンポイントアドバイス**
>
> ● 初心者には創を開放に保つことに抵抗があるだろうが，数日閉創を遅らせるだけで重症感染症を防止できるのであるから，創を閉じない勇気をもつことが必要である．

【山崎隆志】

2章 整形外科　❷外来処置　5　🚫絶対

外傷による**四肢の出血**に際して，**近位部**を**長時間圧迫**してはならない

理由　近位部を長時間圧迫すると**四肢が虚血性壊死**に陥る

- 他院から紹介の四肢出血患者で，ときにその近位部を縛り転送されてくることがある．確かに，四肢の出血コントロールのためには近位部で圧迫が有用で，手術に際してもタニケットなどを用いている．しかし，タニケットの使用は最大1.5時間と阻血時間は限られているから可能なのである．転送時のように阻血時間が不明な場合に出血部より近位を縛って止血をしてはならない．阻血時間が長ければ四肢が虚血性壊死に陥る．仮に壊死にならなくとも縛った部位より遠位は高度に腫脹し治療を難しくする．

■ 外傷性出血に対する救急止血

- 外傷性出血に対する救急止血の基本的処置は出血部の圧迫である．出血点を正確に圧迫すればいかなる出血もコントロール可能である．出血点が見つからない場合は創にガーゼを詰めて創全体の圧迫でも有用である．四肢の主要動脈が完全に断裂しても，血管は断裂時には収縮し，自然止血するので恐れることはない．筆者は簡単にガーゼで保護されただけで止血が得られている大腿切断例を多数経験している．ただし，不全断裂では血管は収縮できないので自然に止血する可能性は低い．その場合も局所の圧迫を続ければ止血しうる．

> **注意事項**
>
> **タニケット使用時の注意**
>
> ◆ タニケットを開放したときは必ず患肢に血流が再開していることを確認すべきである．通常タニケット開放時にはガーゼをパックし包帯で創を覆うが，包帯上に出血が滲出する，止血のためにガーゼを取り除くなど，場合によってはストッキネットを切り，指（趾）先を診るなど血流再開を確認するべきである．確認を怠りタニケットを数回使用したため6時間以上患肢が虚血となり切断にいたった症例があったと伝聞している．

【山崎隆志】

2章 整形外科　❷外来処置　6　⊘相対

"**手指が動く**ので**腱に異常なし**"と判断してはならない

理由　指は複数の腱により支配されており，**1つの腱の機能が消失しても動く**，またトリックモーションにより動きがみられることがある

- 腱断裂の診断には動きを診ることが第一であるが，動けば腱は正常と即断してはならない．たとえば，示指の伸展には総指伸筋，固有示指伸筋の2本の伸筋腱が働くのでどちらかが断裂しても弱いが伸展可能である．長母指伸筋が断裂しても短母指外転筋は繊維を指背腱膜に送っているので，母指外転することにより母指IP関節の伸展が可能となる．
- 腱が2つ以上の関節を乗り越えている場合，トリックモーションが起こりうる．指伸筋の機能がなくとも手関節を屈曲すれば，指関節は伸展し，手関節を背屈すると指関節は屈曲する．これは腱が癒着して固定されている場合に起こる．

■ 血管・神経の断裂
- 以上は腱の話であるが，血管，神経にも似た現象がある．すなわち，中枢側が断裂していても末梢側に反応が出現する場合がある．
- 大腿骨骨折時 → 大腿動脈断裂があっても足背動脈が触知することがある．側副血行のためである．したがって，大腿骨骨折では足背動脈を触知しても，趾爪の循環，坐骨神経麻痺などをチェックし大腿動脈損傷を疑うことが重要である．
- 完全脊髄損傷 → 下肢はまったく動かないわけではない．筋力を調べようとして，患者さんの足に手を触れると足が動くことがある．しかしこれは深部反射による不随意運動であり，完全麻痺であることには変わりない．ときに完全脊髄損傷の家族が"足が動きました"と申し出てくることがあるが，残念ながらこの反射であることが多い．

> **ピットフォールと対策**
> ◆ 腱断裂の診断にはただ動くことを確認するだけでなく，充分な力を発揮できるか，関節可動域がfullであるか，腱のレリーフを触れるかなど慎重な診察が必要である．
> ◆ 腱断裂は外傷による急性発症が普通だが，橈骨遠位部骨折後の変形により長母指伸筋腱が慢性的に起こることもある．RAでは滑膜炎により自然断裂が起こる．

【山崎隆志】

アキレス腱断裂をすべて手術してはならない

理由 大部分のアキレス腱断裂は**保存療法で治癒**する

- "アキレス腱が切れているので手術を"と紹介されてくるときがある．過去にはアキレス腱断裂は手術適応とされたが，最近はほとんどが手術なしで治療可能である．スポーツ復帰には手術が有利であるという説もあり，手術をしている施設も多い．しかし，手術しても術後にギプスの1ヵ月程度の装着が必要であること，リクリエーションレベルでのスポーツには充分復帰が可能であるので，麻酔や創を考えると手術に大きなメリットはない．一流のスポーツ選手以外では保存療法が有利と我々は考えている．

- アキレス腱断裂は，もともとアキレス腱の変性が基盤にあるので中年に多い外傷で，トップアスリートには少ない．ジャンプやターンしたときに起こりやすい．患者さんはパチッと音がしたと訴えることが多い．アキレス腱部に陥凹を触れ，Thompson test（腓腹筋を掴んだときに足関節が底屈しなければ陽性）が陽性であることから診断は容易である．

■ 我々のギプス治療

- 最初の2週間は膝下ギプスを最大尖足位で，次の2週間は約30度尖足位で，最後の2週間は足関節90度とする，計6週間のギプス治療を行っている．その間は松葉杖を使用し患肢は免荷である．ギプスをはずした後は，つま先立ち，ランニング，ジャンプは禁止だが日常的歩行は許可する．受傷後3ヵ月頃から徐々にスポーツ復帰を許可する．

【山崎隆志】

全身的チェックをしないまま手術をしてはならない

理由 当然であるが，整形外科領域では全身的な検索をつい忘れがちである

・整形外科でもっとも頻度が高い手術は骨折の手術であるが，原因が外傷とはっきりしているので全身検索を忘れがちになる．具体例を紹介する．

ケース1 鎖骨骨折37歳男，バイクで転倒して受傷．症状は肩痛だけであった．術前検査で胸部X線写真を撮影していたが，主治医はそれを見なかった．入院後麻酔科医に気胸を指摘され手術中止となった．対策として，術前胸部X線写真は外来ですべて担当医がチェックするシステムとなった．

ケース2 パナルジン®を服用中の60歳女性にその服用を中止せず腰椎椎弓切除術を行った．2,000mlを越える出血となった．対策として術前中止薬のリスト（ワーファリン®，パナルジン®，バファリン®，オパルモン®など）を外来で患者さんに見せてチェックするシステムとなった．

ケース3 抜釘手術の術後に検査値をみるとGOT，GPTが200台であった．術前に検査値を見ていれば，抜釘は急を要さないので，手術を延期し肝機能を正常化させて行うはずの手術である．抜釘はあまりに安易に行われてしまう手術である．

ケース4 頸椎の後方手術は頭蓋骨にピンを刺入し頭部を固定する方法（メイフィールドの3点固定）を用いることが多い．既往歴として脳外科で頭蓋形成術を受けており，ピン刺入が不可能であった．術者はきづかなかったが脳外科医の指摘で判明した．既往歴も重要である．

【山崎隆志】

2章 整形外科　❸手術　2　🚫絶対

左右を間違えて手術してはならない

理由　　当然である

- 整形外科領域では人工関節，腰椎椎間板ヘルニアのラブ手術などで左右の間違いが起こりうる．他科では腎，肺の手術，鼠径ヘルニアで起こる．
- 防止には

> ① 術前にマーキング
> ② 麻酔がかかる前に主治医が手術室で患者さんに確認
> ③ 術者と助手が声を掛け合って確認

など**何回も確認することが重要**である．術前マーキングは大切であるが，外科系スタッフ全員に浸透していない場合がある．麻酔がかかる前に主治医が手術室にいることは患者間違いを避ける上でも重要である．麻酔科医は，主治医が手術室に不在のまま麻酔を開始しないという決め事も大切である．

ピットフォールと対策

◆ 術者と助手が間違った意味で頼り合っているときもこのような事故は起こりやすい．当科では幸運にも左右間違いの経験はないが，腰椎椎間板ヘルニアのレベル間違いがあった．これは術者が前立ちの医師を信用し，何も言わないから正しいと思っていた，一方，前立ち医師は術者だから手術レベル位はきちっとやるだろうと思っていたことが原因であった．スタッフ間の信頼は大切だが，間違った信頼関係に注意が必要である．

◆ 左右の間違いで大事には至らないが頻度が高い失敗は，手術肢への術前点滴刺入である．病室での点滴当番医は術者と異なることが多く，点滴者が手術内容を確認し忘れたために起こる．これも避けるには確認以外に方法がない．

参考 ➡　「主治医が手術室に入室する前に全身麻酔を開始してはならない」（P108）

【山崎隆志】

2章　整形外科　❸手術　3　🚫絶対

腰椎麻酔では，髄液の逆流を確認せず麻酔薬を注入してはならない

理由　下肢麻痺を発症する可能性がある

- 髄液の逆流がない時は，針の刺入部に強度の脊柱管狭窄があるか，または針先が馬尾神経内にあることが考えられる．強度の狭窄部位に麻酔薬を注入すると麻酔濃度が局所的に高くなり麻痺になるといわれている．針先が馬尾神経内にあるときに薬液を注入するのは問題外である．

  不幸にも当科では過去に腰椎麻酔後の麻痺例を経験している．

■ 腰椎麻酔の針刺入レベル
- 腰椎麻酔の針刺入レベルは，麻酔を効かせたいレベルにもよるが，高齢者ではL4/5はなるべく避けた方がよい．高齢者では脊柱管狭窄を合併している可能性があり，L4/5が好発部位だからである．

■ 脊髄造影の場合
- 脊髄造影においても逆流を確認して造影剤を入れるのは腰椎麻酔と同様である．ただし脊髄造影は狭窄などが疑われる場合が多いので，逆流がない場合も多い．その場合は刺入レベルを変えるか，透視で見ながら，髄液が頭尾側方向へと広がるのを確認して造影剤を入れるべきである．

❗ **いかなる注射においても逆流を確かめるのは必須の手技**である．伝達麻酔や仙骨ブロックなどで逆流を確かめなかったため血管内に麻酔薬を注入した事故の報告は多い．

ピットフォールと対策

◆ **腰椎麻酔時に針先が脊柱管内に入らない場合**
透視を用いて確認しながら行う．針先の位置をごくわずかずつ変えていく．椎間孔が開いていれば何回目かには必ず脊柱管に針は入るはずである．闇雲に針先を動かしても脊柱管内には入らない．

◆ **針先が脊柱管内にあることが確認できるが髄液の逆流がない場合**
刺入レベルを変更し，だめなら全身麻酔に変更する．腰椎麻酔で手術を予定した患者さんに全身麻酔への変更を説明するのは抵抗を感じる医師が多いが，良い医療のためには勇気を持って変更するべきである．術前にあらかじめ麻酔の変更がありうることを説明しておくことも重要である．

【山崎隆志】

第3章
小児科領域の医療禁忌事項

小児科
処方
診断
外来処置

❶ 処方時の禁忌事項　　　　152
❷ 診断時の禁忌事項　　　　160
❸ 外来処置に関する禁忌事項　162

3章 小児科　❶処方　1　　　　　　　　　　　　　　　　　　　　　　Ⓝ相対

発熱時に安易に解熱薬を使用してはならない

理由　解熱薬の**使用により重篤な症状**を呈する場合がある．
解熱は疾患の治癒とは関係ない

- 解熱薬の使用により重篤な症状を呈する場合がある．水痘やインフルエンザのときのアスピリンとライ症候群の関係，インフルエンザ脳症とジクロフェナック（ボルタレン®），メフェナム酸（ポンタール®）などのNSAIDs（非ステロイド系抗炎症薬）との関係が指摘されている．
- 解熱は疾患の治癒とは関係なく，ときに遷延させたり，熱型が不明となり診断を遅らせてしまう可能性がある．

ピットフォールと対策

〈次のような熱には気をつけなくてはいけない〉
◆ **生後3ヵ月未満の発熱**は，それだけで要注意（化膿性髄膜炎・尿路感染症のことあり）
◆ ぐったりしている，トロトロしている，消耗した顔つきなど**全身状態**が悪ければ，絶対要警戒
◆ 42℃以上の熱
◆ 先天性心疾患などの基礎疾患のある子供の高熱

〈対　策〉
◆ 現時点では，小児で処方してよい解熱薬はアセトアミノフェン［アルピニー®・アンヒバ®（坐薬），ピリナジン®・カロナール®（経口）など］とイブプロフェン（ブルフェン®）だけとされている．アセトアミノフェンは10 mg/kg/回以下が目安で，1日2〜3回まで（6時間以上の間を開けて）の頓用を原則とする．本剤は副作用の少ない薬であるが，解熱作用もさほど強くない．また，本剤であっても使用量が多くなれば肝障害などの副作用があることを忘れないようにする．
◆ 「熱が高い」というだけでなく，熱が高く，かつ苦痛（頭痛，睡眠障害など）があるときに使用するようにする．苦痛がなければ，使用しなくてよいし，使用しないほうがよい．言うまでもなく，解熱薬は疾患を治療するものではないし，無理に解熱させることはサイトカインの働きを抑え疾患の治癒をいくらかは遅らせる．
◆ 家族にも，①熱は病気と体が闘っている証拠なので熱を悪者にしないこと，②体温が高いだけでは，脳障害などはほとんど起こさないし，知能障害などの後遺症を残すことはないこと（脳障害を起こす病気で熱が高いことがある），③一般状態が大切で，機嫌，食欲，経口摂取，周囲への関心などがよければ，熱が高くても様子をみていてよいこと，④熱は，薬を1〜2回使用したくらいでは下がらないことが多いこと，⑤水分は充分にとるべきこと，⑥氷枕，冷えピタなどは使用してよいが，本人の気分をよくするためのものであって，いやがれば無理にしなくてよいこと，⑥着衣，室温などに配慮して本人は涼しめの環境におくこと，などを説明しておく．
◆ 解熱薬の副作用について，保護者にある程度**説明**しておかないと，病院の薬で熱が下がらないからと，自宅にある禁忌薬を与えてしまう危険がある．

【日下隼人】

3章 小児科　❶処方　2

⊘相対

咳に対して強力な鎮咳薬を使用してはならない

理由　喀痰排出が困難になり，かえって**症状を悪化させる**場合がある．また一見咳が減少することで**診断を遅らせる**ことがある

- 当然のことであるが，咳をみたら，ただの風邪と片付けることなく原因検索を進めるべきであり，強力に咳を抑えることが診断の妨げになることがありうる．

  > **鑑別すべき疾患**
  > - 急性の咳 → 重症の呼吸器感染症，気管支喘息，肺梗塞，心不全など
  > - 慢性の咳 → 後鼻漏，咳喘息，気道異物，先天性循環器異常，胃食道逆流など

- 小児の咳の多くは湿性のものである．咳は喀痰排出のための生理的なものであり，強力な鎮咳薬の使用は，喀痰排出が妨げられ，病態が長引いたり悪化してしまう．

- 強力な鎮咳薬として小児科領域でも用いられるものの代表的なものにリン酸コデインがあるが，呼吸抑制作用，気管支筋収縮作用，腸管運動抑制による麻痺性イレウスを起こす作用，気道分泌を妨げるなどの作用があるので注意が必要である（従って**喘息には禁忌**）．

  > **ピットフォールと対策**
  > - ◆ 咳き込むと吐いてしまうことが多い．これは生理的なことなので，このような場合に鎮吐薬は処方しない．
  > - ◆ 咳は生理的なものであるが，それでも睡眠が妨げられたり，体力を消耗するような咳は抑制することが必要である．乾性の咳は止めるべき咳である．実際には，鎮咳薬と去痰薬を併用する．
  > - ◆ 鎮咳作用では，咳中枢に働きかける中枢性鎮咳薬である臭化水素酸デキストロメトルファン（メジコン®：ヒスタミン遊離作用があることに注意）やヒベンズ酸チペピジン（アスベリン®）もリン酸コデインに匹敵する．ヒベンズ酸チペピジン（アスベリン®）は中枢性の鎮咳薬であると同時に，去痰作用を有する．車前草エキス（フスタギン®）も同様の作用を有する（痰の粘稠度を低下させる）．
  > - ◆ β刺激薬は，喘息の場合だけではなく，痙攣性の咳など咳き込みが強いときには用いてみてよい．
  > - ◆ 去痰薬には，塩酸アンブロキサール（ムコソルバン®，ムコサール®），L-カルボシステイン（ムコダイン®）などがある．

【日下隼人】

3章 小児科　❶ 処方　3　⚠注意

十分な説明なしにタミフル®(オセタミビル)を処方すべきではない

理由　年長児や1歳以下の小児について，タミフル®の危険性が指摘されている

タミフル®を服用した年長児に，はだしで家を飛び出す(17歳)，マンションから転落死する(14歳)などの異常行動のあったことが報告された．またメーカーより生後1歳までは使用しないようにとの情報が出されている．

ピットフォールと対策［現時点での考え方］

◆ 年長児の異常行動について，現時点ではタミフル®との因果関係については不明である．この異常行動については，熱せん妄や軽いインフルエンザ脳症の可能性が考えられているが，インフルエンザ自体でも，突然大声で歌いだす・うわごとを言う・おびえる・怒り出したり，泣き出したりする・幻視や幻覚を訴える，などの症状が出現することが珍しくない．統計的には，服用患者と非服用患者の間で異常行動の発現率には差がないと報告されている．

◆ 世界中のタミフル®の約80%が日本で使われていたという事実も関係しているのかもしれない．タミフル®が熱せん妄の誘引となっているのではないかとの考えもあるが，解熱時に異常行動を起こしたという報告もある．また，アセトアミノフェン服用例に異常言動・痙攣・意識障害が多いとの報告もある．

◆ 1歳以下の小児について使用を控えることが記載された根拠となった動物実験は，幼弱なラットに対して通常量の500倍を投与したときに死亡率が高かったというものであり，ただちに，通常量を人の乳児に投与することが危険だと判断する必要はないと思われる．

［対策］

◆ このようなことが報告されていることについては，患者・家族にきちんと説明しておくことが必要である（できれば文書でわたす方がよい）．

◆ 異常行動の発生例は，ほとんどが服用初日とされているので，処方するときには，発熱初日，2日目に患者を1人にしないようにすること，タミフル®を飲んだ直後の数時間は子供を注意深く見るように説明する．異常出現時には服薬を中止し早めに病院を受診するよう説明する．

◆ 発症後48時間以内に服用しないと効果がないとされている．

タミフル®については，以下のようなことも配慮する．

◆ タミフル®の過剰な使用は，ウィルスの耐性化を誘導する危険があり，将来の鳥インフルエンザ対策にも支障をきたす可能性がある．

◆ タミフル®服用により熱は早く下がるが，健康な小児では通常自然治癒するものであり，乳児の脳症発症を防ぐものではない．

◆ 解熱薬の項でも書いたが（**参考**➡ P152），インフルエンザ脳症の発症とアスピリン・ポンタール・ボルタレンなどとの関連が疑われており，これらの薬剤は用いてはならない．ただし，安全と言われてきたアセトアミノフェンについても危険性を指摘する報告があることはすでに述べたとおりである．

【日下隼人】

3章 小児科　❶処方　4　🚫相対

テオフィリン使用時には，安易に併用薬を処方してはならない

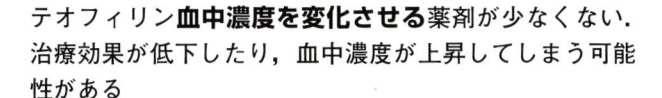

理由　テオフィリン血中濃度を変化させる薬剤が少なくない．治療効果が低下したり，血中濃度が上昇してしまう可能性がある

テオフィリン血中濃度の有効域と中毒域は近接しているので，中毒症状は比較的容易に起きてしまう．

1 テオフィリンの血中濃度を上昇させる薬剤

エリスロマイシン（エリスロシン®），クラリスロマイシン（クラリス®，クラリシッド®），リン酸オレアンドマイシン（マトロマイシン®），シメチジン（タガメット®），塩酸メキシチレン（メキシチール®），インターフェロン，シクロスポリン（サンディミュン®，ネオラール®），アロプリノール（ザイロリック®，アロシトール®）など

2 テオフィリンの血中濃度を低下させる薬剤

フェノバルビタール（フェノバール®，ルミナール®），リファンピシン（リファジン®，リマクタン®）など

3 相互に血中濃度を低下させる薬剤

フェニトイン（アレビアチン®，ヒダントール®），カルバマゼピン（テグレトール®）

[中毒症状]

嘔気・嘔吐，腹痛，食欲不振，動悸，頻脈，不整脈，興奮，易刺激性などがあるが，喘息発作時にもみられる症状であり，見逃しやすいことに注意すべきである．

ピットフォールと対策

◆インフルエンザなどのウイルス感染時の発熱もテオフィリンの血中濃度を上昇させる．発熱時は，上記のような抗生物質が処方されやすいときでもある．

◆対策として以下のいずれかの対応をする．
①テオフィリン内服時には上記のような薬剤の使用を避ける．
②逆に上記の薬剤使用時にはテオフィリン以外の薬剤・吸入などで対処する．
③上記の薬剤使用時にはテオフィリンを減量する．
④できれば，テオフィリン血中濃度を測定し，参考とする．

【日下隼人】

3章 小児科　❶ 処方　5　　　　　　　　　　　　　　　　　⊘絶対

食物アレルギーを確認せずに薬剤を処方してはならない

理由　食品成分を含んでいる薬剤があり，その**成分によりアレルギー症状**が発現することがある

小児でよく用いられる該当薬剤には以下のようなものがある．

1 牛乳タンパクが含まれているもの

- ラックB®・エンテロノンR® → 凍結乾燥時に菌の安定化のため脱脂粉乳を使用
- タンナルビン® → アルブミンにカゼインを用いている

　　　＊メイアクトMS小児用細粒®では，メイアクト細粒®に添加されていたカゼインが除去された（2004年8月販売）．

2 卵成分が含まれているもの

- 塩化リゾチーム → 卵白由来のタンパクからつくられている

> **ピットフォールと対策**
> ◆ 卵白や乳製品が「つなぎ」などで用いられている食品はさらに多い．商品の表示を丁寧に見るように説明しておく．
> ◆ 当該のアレルギーのある子どもには，これらの薬を使用しない．その意味でも，アレルギー歴を丁寧に聞くことが大切．
> ◆ しかし，既往の不明な場合も少なくないので，薬剤を使用する際にはつねにアレルギー反応が起こりうることを予測し，家族にも適切な説明をしておくことが望ましい．この場合，アレルギーについて事細かに説明する必要はないが，「何かあったら」病院に来るようにというような曖昧な説明も好ましくない．「何か」の意味するところ，つまり注意すべき症状（発疹，嘔吐，顔色不良，ショック症状など）について具体的に説明しておくことが必要である．

【日下隼人】

3章 小児科　❶ 処方　6

🚫 絶対

6ヵ月以下の乳幼児の下痢にロペミン®を使用してはならない

理由　副作用の面で，年少児への使用は避けるほうがよい

- 年少児の過量服用で，呼吸抑制，痙攣，昏睡などの副作用が外国で報告されている．また，麻痺性イレウスを起こすことがある．このため6ヵ月未満では禁忌，2歳～6ヵ月でも原則禁忌とされている．また，長期連用の安全性は確立されていない．本製剤の服用により，便秘，腹部膨満，腹痛などをきたす場合がある．

ピットフォールと対策

◆ ロペミン®を処方するのは下痢の症状が強いときが多いと思われるが，止痢効果の増強を期待して吸着剤を併用するとロペミン®まで吸着されてしまい，効果が出ないことがある．
◆ 下痢の治療の基本は脱水症の治療と食事療法であり，**薬は補助的なものである**．
◆ 脱水が強い場合には，入院あるいは外来で輸液を行う．
◆ 脱水が軽度の場合には，水分を充分に摂るように説明する．ただし，一度にたくさん飲まないようにし（少しずつ，回数多く），冷たい水は避ける．飲むものとしては，お茶，イオン飲料（OS-1，アクアライトなど），ソリタT3®顆粒などがある．
◆ 食事では，乳児の場合母乳はそのまま続ける．人工乳では，60～80％に薄めてもよい．牛乳，炭酸飲料は避ける．ジュースもなるべく避ける．
◆ 乳児では離乳食，幼児では消化のよいものについては，最近では早めに摂食してよいとする意見も多い．長い食餌制限は下痢の回復を遅らせ，好ましくない．
◆ 次のようなことがあれば，時間外でも来院していただくよう説明する．
　・大量の水様下痢が続き，元気がなくなってきた場合
　・嘔吐が続く場合
　・経口摂取ができなくなってきた場合
　・便に血が混じるなど，便性がおかしいと感じる場合

【日下隼人】

3章 小児科　❶ 処方　7　🚫絶対

2歳以下の乳幼児に**点鼻薬**トーク®やプリビナ®を使用してはならない

理　由　これらの薬剤により**ショック**を起こす場合がある

- 乳児の鼻閉の訴えは珍しくない．しかし，成人の鼻閉と同じように血管収縮薬を使用すると**ショック**を起こす場合がある（成人でも起こしうる）．

  ピットフォールと対策

  ◆ 当初有効な場合でも，連用で効果持続時間が短くなり，リバウンドするようになり，やがて効かなくなる．
  ◆ 鼻閉に対しては

   ・鼻吸引器で吸う（うまくいかないことのほうが多い）
   ・抗ヒスタミン薬を使用している場合には止めてみる
   ・熱がなければ入浴すると鼻閉が軽快することが多い
   ・蒸しタオルを成人男性の髭剃りのときのように口囲にしばらくあててみる

   などの方法が考えられる．

  ◆ 哺乳や睡眠が妨げられるほどひどい場合には，倍に希釈するなどして血管収縮薬を使用することもあるが，家族には使いすぎないように説明するとともに，副作用も説明する．（研修医は処方しないこと）

【日下隼人】

3章　小児科　❶処方　8

◎相対

8歳以下の幼児に安易にテトラサイクリンを使用してはならない

理由　8歳以下の子供にテトラサイクリン系薬剤を使用すると，**歯牙に異常**をきたすので，本剤が治療上必須と思われる場合に限って使用する

- **歯牙形成期**に使用すると，歯牙の着色（黄変），エナメル質形成不全などを起こす．その他にも，消化器症状（悪心・嘔吐，下痢），過敏症（発疹，蕁麻疹，発熱），精神神経系（めまい感，頭痛），頭蓋内圧上昇に伴う症状（嘔吐，頭痛，複視）などがあるので，使用は慎重にする．

- 主なテトラサイクリン系薬剤

一般名	商品名
塩酸ドキシサイクリン	ビブラマイシン®
塩酸ミノサイクリン	ミノマイシン®

ピットフォールと対策

◆テトラサイクリン系薬剤として小児科領域で用いられるのは，ミノサイクリン（ミノマイシン®）が多い．マイコプラズマ感染症，ブドウ糖非発酵性グラム陰性桿菌感染症，MRSA，リケッチア感染症，クラミジア感染症などミノサイクリン（ミノマイシン®）が有効な疾患は少なくない．
しかし，特に年少児に対しては，適用を厳しくし，ほかの薬剤が使用できないか無効の場合に**限定する**．同時に，使用する場合には，保護者に，使用することが必要な理由と副作用について説明し，必ず同意をとる．

◆ミノマイシン®服用にあたっては
①乳製品やカルシウム，マグネシウム，アルミニウムを含む薬剤とともに服用すると吸収が著しく低下する
②牛乳とともに服用するとキレートを形成し吸収が低下する
③メソトレキセートとの併用でメソトレキセートの作用を増強する
④食道に付着すると粘膜障害を起こすので多めの水分で服用する
などの注意が必要である．

【日下隼人】

3章 小児科　❷診断　1　🚫絶対

発熱と痙攣の患者さんを熱性痙攣と**即断してはならない**

理由　発熱を伴う痙攣には，**髄膜炎，脳炎，脳出血**などが原因の場合がある

・一般的にいえば，髄膜炎や脳炎，脳出血などでは痙攣だけでなく重篤な疾患を疑わせる症状があるものであるが，ときにはあまり重篤な感じのない場合がある．言うまでもなく，これらの疾患では治療開始が遅れれば遅れるほど後遺症を残す可能性が高くなるし，生命予後も悪くなる．

ピットフォールと対策

◆ 熱性痙攣を反復していた子どもが明け方自宅で痙攣を起こしたが，家人はいつもの熱性痙攣と思い寝かせておいたところ，実は脳出血だったということがある．いつもと違うと気づいたのは夜が明けてからで，初期治療は数時間遅れてしまった．既往は重要であるがすべてではない．

◆ **単純性熱性痙攣**では
　・痙攣時の体温が38度以上
　・初発年齢が生後 6 ヵ月から 5 歳まで
　・24時間以内に複数回起こさない
　・発作は左右対称で，10分以内に終わる
　・痙攣が終わったら，普段とあまり変わらない応答ができるか，眠る
　ひとつでもこの条件から外れるものは要注意としてみるほうが無難である（もちろん，外れていてもたいていは熱性痙攣である）．

◆ 痙攣後眠っている場合は，意識障害と判別することが難しいこともある．**判断に悩む場合**には，すぐ帰宅とせずに，一定時間病院で経過を観察する．意識が回復したことを確認の上，帰宅してもらうほうがよい．重篤な疾患では，短時間の観察でも次第に症状が悪化する．

◆ この間に，血液検査，尿検査，頭部CTなどの検査を行うことは重篤な疾患か否かを判断することに役立つ．ただし，腰椎穿刺は入院して行うべきである．

【日下隼人】

3章 小児科　❷ 診断　2　🚫絶対

腹痛・嘔吐を胃腸炎や周期性嘔吐症や「吐く風邪」と**即断してはならない**

理由　腹痛・嘔吐では**まず重症な疾患から考えないと，緊急にとるべき処置が遅れてしまうことがある**

- 腹痛・嘔吐では，頻度から言えば胃腸炎や周期性嘔吐症が多いことは言うまでもない．しかし，頻度は低くとも**急性腹症**を必ず考えるようにする．手術を含む処置が早期に的確に行われる場合と，病気が進行してから行われる場合とでは，経過や予後に大きな違いが生じる．さらに，診断の遅れは医療者への信頼を損なう．

■ 急性腹症の診断ポイント
- 急性腹症としては，虫垂炎と腸重積などの腸閉塞を見落とさないようにする．
- 腸重積では，腹部腫瘤，血便，不機嫌などの症状がすべてそろわないことも珍しくないし，幼児期にも起きることがある．
- 小児の虫垂炎は3歳くらいからは発症するが，圧痛点不定のことが多く，筋性防御がないこともある．
- 内ヘルニア，腸軸捻転，腹腔内腫瘍などによる腸閉塞もある．
- 腹部エコーやCTが診断に役立つが，外科医にもコンサルトするべきである．
- 脳炎・髄膜炎・出血・腫瘍などの中枢神経疾患でも，同様の症状を呈することがあるが一般的には重篤感が強く，他の症状を伴うことが多い．
- 食物アレルギー，中毒（食物・薬物など）は医療面接で確認する．
- Schönlein-Henoch紫斑病では紫斑や関節痛の有無を確認するが，初診時には腹痛のみのことも多い．
- その他，下痢の前兆，咳に伴うものなどもある．

> **ピットフォールと対策**
> ◆ 急性腹症は，診察時点で所見や検査結果が乏しくともあるいはそろっていなくとも，可能性があることを忘れず，本人が元気になるまでは完全に否定してしまわないようにする．流行性嘔吐（下痢）症が流行っているようなときには，特に気をつけて慎重にすべきである．周期性（アセトン血性）嘔吐症，精神的なものなどは，最後につける診断名と考えるようにする．
> ◆ なお，来院時に10回以上も吐いていれば，原因はどうであれ，また本人がいくら飲みたがっていても鎮吐薬処方のみで帰宅してもらってはならない．
> ◆ 帰宅してもらう場合にも，次のようなことがあれば，再度救急で来院するように説明する．
>   ・帰宅後も，腹痛が続いたり何度も嘔吐する場合
>   ・経口摂取ができなくなってきた場合
>   ・軽度の下痢や熱以外の症状が出てきた場合
>   ・全身状態が悪いと感じられる場合　　など

【日下隼人】

3章 小児科　❸ 外来処置　1　🚫絶対

脱水と判断しても無条件に**急速大量輸液**を開始してはならない

理由　急速な循環液量の増加が，**病態を悪化させる**場合がある

- 小児科診療では，嘔吐や下痢があれば脱水症があると考え，またぐったりしているようだと高度脱水として急速輸液を行うことが多い．しかし，このような症状が脳出血や脳腫瘍のために起きていることがある．
- この場合，急速輸液で循環血液量を増やすと**脳浮腫を悪化**させ脳ヘルニアに至る場合がある．心肺機能が低下している場合，溶血尿毒症候群などにより腎不全になっている場合などでは，**肺水腫や心不全**をきたすことがある．

ピットフォールと対策

◆ 通常の脱水でも，輸液剤の選択を誤り，維持輸液剤で急速点滴を行うと，低張液により血漿浸透圧が低下し細胞内に水分が貯留するため，脳浮腫を起こすことがある．また，電解質異常をきたして不調となることがある．
◆ 患者さんの病状がどのような理由で起きているかをきちんと鑑別する（ただし，時間をかけすぎない）．
◆ 脱水の程度を判断し，急速大量輸液が必要か，それほどではなく通常の開始液の輸液でよいかを判断し，どうしても必要な場合のみ急速大量輸液を行う．
◆ 急速輸液を大至急行わなければならない場合でも，あわせて**血液検査**を開始時点に必ず行い（検査もせずにただ輸液をすることのないように！），開始後状態の改善が思わしくない場合には頭部CTなどの検査を早めに行う．

【日下隼人】

3章 小児科　❸ 外来処置　2　🚫絶対

不自然な外傷などで児童虐待を疑ったら，家に帰してはならない

理由　帰宅後，**さらに虐待を受け**，とりかえしがつかない事態を招く場合がある

- 以下のような場合，**虐待の可能性**を考えてみる．虐待の診断は，疑うかどうかにかかっている．

　① 外傷などの症状に不自然なところがある．頭部外傷や多発骨折
　② 保護者の説明と，実際の外傷の程度や所見が一致しない
　③ 全身を注意深く見て，いろいろな部位の皮下出血，火傷のあとなどがある
　④ 出血症状があるが，検査値に異常がない
　⑤ 保護者の態度が冷たい，心配した様子がない，話したがらない，症状発現から来院までの時間が長いなど（ただし，来院時にはたいへん心配そうにする保護者もいる）

　┌─ ピットフォールと対策 ─┐

◆ 虐待の中にはネグレクト（子供にとって必要なケアを与えない）もある．主訴がなんであれ，体重増加不良，あかまみれ・ひどいオムツかぶれ，汚い身なり・不釣合いの服装，疲れたような子供，親があまり子供を心配していない様子，などがあれば疑ってみる．このような場合も，早めの治療が必要である．
◆ 児童虐待では**親も被害者**であり，虐待している子供を連れてくる場合，親も「救い」を求めているということを忘れない．
◆ 疑った場合，ただちに保護者にそのことを言うべきではない．しかし「症状が悪化する可能性がある」「入院して精密検査を行う必要がある」などと説明して入院を勧める．場合によっては，子供だけの入院として丁寧に話していると，子供の口から虐待の情報が得られることがある．児童相談所への連絡や警察への通告は責任医師が判断すべきことである．

[参考文献] 泉裕之：身体的虐待の特徴と発見法，小児内科，34（9）：1359，2002

【日下隼人】

3章 小児科　❸外来処置　3　🚫絶対

タバコ誤飲の乳幼児に対して，親の教育目的のために胃洗浄を行ってはならない

理由　小児医療では，子どもに加える侵襲を極力控えるという原則を守るべきである．親への指導は，相手が納得できる言葉で行うべきである

- 胃洗浄を必要とするタバコ誤飲は少ない．紙巻タバコ1本のニコチン含有量は16〜24 mg，ニコチンの致死量は約1 mg/kgである．
- ニコチンの吸収は緩徐であり，またタバコに催吐作用があるため，誤飲で重篤な中毒症状がでることは少ない．
- 「見せしめ」的に胃洗浄を行っても，それで親が反省するという保障はない．事実，異物誤飲を繰り返して来院するケースは珍しくない．注意すべきことをきちんと具体的に，**叱責ではなくアドバイスとして説明**すべきである．

ピットフォールと対策

◆ 水に溶けたニコチンの吸収は早いので，灰皿内の水や吸殻の入った空き瓶の中の水を飲むと，**急性中毒**に至る．
◆ 摂取量が1/4本未満なら経過観察とし，症状が出たら来院してもらう．
◆ 摂取量が1/4本以上の場合や量が不明の場合，催吐や胃洗浄を行う．

【日下隼人】

Memo1

小児科での面接・診察で注意すべき点

- 保護者の話は丁寧に聞く．そのことが医療者への信頼を生み，多くの情報が得られる．
- 保護者の話を丁寧に聞いていると，保護者の心が落ち着き，それを感じ取った子供の心も落ち着いてくるので，診察時に泣かれなくてすむ（身体診察時の情報が増える）．
- 保護者とだけでなく，子供（患者さん）ともきちんと話をする．医学情報も，子供からも取るようにする．このことも子供の心を落ち着かせることにつながり，同時に子供の人権を尊重することになる．
- 診察も，黙って行うのではなく子供に声をかけながら行う．
- 保護者の受診態度や養育方法について，アドバイスを行うことは必要だが，軽々に非難したり叱ったりはしない．叱責に教育的効果は期待すべきでない．
- 保護者の質問は，内容的に些細なものや的外れなものであっても，必ず丁寧に説明する．そのような場合，医師が訴えを軽く扱ってしまうと，保護者は人格を無視されたと感じ，後々の大きな不満やクレームにつながることがある．
- 保護者が現在の状態をどのように考えているか，保護者がどのような診療を希望しているかを言葉で確認する．保護者の判断が誤っていると考えられる場合，保護者の希望に添えない場合には，その理由や医療者の考えをきちんと丁寧に説明する．間違っても，鼻で笑ったり，見下ろした態度で応答してはならない．
- きちんとした敬語を用いて話す．
- 相手が納得できるわかりやすい説明を行う．子供にも，本人がわかる範囲でよいから説明を行う．
- 説明を踏まえた同意（診療上の合意）は，どのようにささやかな内容のものでも必ず行うべきである．
- 舌圧子で咽頭を見る際，ぐいっと突っ込まずに，口角からゆっくりそっと入れていくほうが子供の不快感は少なくてすむ．
- 始まりと最後は，子供の顔を見て，きちんと挨拶する．

【日下隼人】

Memo2

親に対して言ってはいけない言葉・態度

MEMO1とあわせて読んでください．
特別，小児科に限定したことではありません．
あらゆることは書けないので，ここにあげた例から，いろいろな場合のことを考えてみてください．

❶ なれなれしい話し方

医師は親しみをこめたつもりで「タメ口」で話しているかもしれないが，親は「失礼だ」と感じたり，上下関係を感じてしまいがちである．「タメ口」は，親しさを生むよりは，親には話しにくさを感じさせてしまうものである．いったんこのような感じを抱かれれば信頼関係を構築することは難しく，また，後になって医師について苦情を言うことの端緒となりがちである．ある程度の期間付き合いが積み重ねられて，親しい関係になるまでは，敬語で話すことを原則とすべきである．「です」「ます」を用いての会話は，敬語ともいえないほどの，日本のふつうの会話の形であると考えるべきである．

❷ 不適切な態度

貧乏ゆすり，腕組み・足組み，肘つき・頬づえ，早口，動作が速くなる・落ち着きなく身体を動かす，目線が泳ぐ，身体の軸がぶれる，などの動作は，相手に不快感を与えるだけでなく，上下関係を感じさせたり，医師が逃げようとしていると感じさせるものである．（参考:竹内一郎「人は見た目が9割（新潮社，2005)」）

❸ 子どもの前で親を叱る

親が不適切な養育態度を取っていることは少なくないが，子どもの前で親を叱るべきではない．子どもにとっては，どのような親であっても親は大きな存在であり，依存対象であるから，さらに，親子関係を悪くしてしまい，養育態度を悪化させる危険性もある．また，医師に叱られた親は，通常医師の助言に従うよりは反発する．

❹ きちんと挨拶しない

自己紹介を含めて，きちんとした挨拶をしないことは，それだけで医師の人格を疑わせ，話を聴くことを妨げる．挨拶を，なんでも「はーい」などで済ませるのは論外である．

❺ どうしてもっと早く来なかった

重症な病状の場合には，このような取り返せない過去を責めるような言

葉を言ってはならない．自分の診療結果がうまくいかないことの言い訳にもならない．現状で最善のことを行うということをわかってもらえればよい．また，「ずっと家で心配だったでしょう．遠慮せずにもっと早く病院に来てくださってよかったのですよ．」というようなポジティブ表現で説明する．

❻ 心配のしすぎ，たいしたことじゃない

親が子供のことを心配するのは当然である．素人なのだから，医師の目から見れば不適切なものであったり，的外れや過剰に心配していることはいくらでもありうる．しかし，医師は，その心配について「支持的態度」「理解的態度」で耳を傾け，その上で必要な助言を行うべきである．心配すべきは，心配症でない親である．ただし，心配事を口にしない親も，心の中ではとても心配している場合がほとんどであることを忘れないように．

「たいしたことじゃない」というのは医師の判断結果であり，「たいしたことではなくて良かったですね」というように言うべきである．

❼ この病院に来ないで，近くの医者にかかるべき

大病院の場合，地域の医療機関受診を勧めようとして，このような言葉を言う医師がいるが，患者の反発を招くだけである．「このような病気の場合（あなたの今の症状の場合），お近くの，かかりつけの先生のほうが，これまでの情報もあるし，こうした病気についての経験は大病院の医師よりも豊富なので，ずっと適切な診療ができると思います」というように，ここでもポジティブ表現を心がける．

❽ 親の人格を否定する言葉

「非常識だ」「親として失格」「それでも親か」……．こうした言葉から信頼は生まれない．反発と，時には医師への非難を生むだけである．

❾ 前医の診療の批判

自院であれ他院であれ，前医の診療内容についての批判を親に言うべきではない．前医を信頼している親の場合，前医の批判を言う医師はそのことで信頼されるよりは，低い評価を受けることのほうがずっと多い．医療連携にとっても大きなマイナスである．なお，親が前医の診療内容について批判を言っている場合でも，せいぜい「そういう見方もあるかもしれませんね」くらいにとどめて，軽々に同調しない．

【日下隼人】

第4章
産婦人科領域の医療禁忌事項

❶ 外来診察時の禁忌事項　　170

❷ 妊娠時の検査・処方に関する禁忌事項　　175

❸ 分娩に関する禁忌事項　　180

❹ 処置・手術に関する禁忌事項　　183

4章　産婦人科　❶ 外来診察　1

🚫相対

幼女や性交経験のない女性に**不用意な内診**を行ってはならない

理由　**性器の損傷や強い痛み**を伴う可能性がある．また，**医師-患者関係が崩れ**，その後の診療に大きな支障となることがある

- 内診は女性にとって精神的に抵抗のある検査であり，幼女や性交経験のない女性ではより強い抵抗があると考えられる．さらに，性器の損傷や強い痛みを伴う可能性もある．また，患者さんに強い抵抗感があるときに不用意な内診を行うことで，医師-患者関係が崩れ，その後の診療に大きな支障となることがある．
- しかし，器質的な疾患が疑われ，内診が必要と判断された場合は，その必要性を充分説明し，患者さんの同意を得てから行うようにする．

対策

◆ 性交経験のない女性でもタンポンの使用経験があるなどの場合，内診や経腟超音波検査が可能な例もある．

◆ 直腸診や経腟超音波プローベを経直腸的に用いることで，内診と同等の所見を得ることが可能なことがある．

【坂巻　健，長阪恒樹】

4章 産婦人科　❶ 外来診察　2

🚫 絶対

骨盤内炎症の疑われる患者さんに子宮鏡は禁忌である

理由　子宮鏡の際の通水で原因菌を拡散し，**感染を悪化**させる可能性が高い

- 子宮鏡を行う際，良好な視野を得るため通水をしながら検査するが，これにより子宮内，卵管内の原因菌を腹腔内に拡散させてしまうため，感染を悪化させることがある．内診所見や血液学的検査から骨盤内炎症が疑われる場合は，子宮鏡は行うべきでない．

■ 子宮鏡の適応
　① 不正子宮出血
　② 過多月経
　③ 異常内膜細胞診，組織診
　④ 子宮内腔の異常画像所見
　⑤ 不妊症，不育症
　⑥ 抜去困難な子宮内避妊具

> **注意事項**
>
> ◆ 感染徴候がない場合に子宮鏡や子宮卵管造影などの検査をする際も，クラミジア・トラコマチスなどの感染がないことを確認してから施行するべきである．これらの検査の前後に，予防的に抗生物質を投与することも多い．
>
> ◆ 子宮内膜検査（細胞診・組織診）後にも稀に骨盤内炎症を起こすことがある．卵管水腫や卵管留膿腫などの基礎疾患がある患者さんでは特に注意が必要と考えられ，検査後の抗生物質投与を検討すべきである．

【坂巻　健，長阪恒樹】

性器ヘルペスやカンジダ腟外陰炎の患者さんに副腎皮質ステロイド軟膏は禁忌である

理由 ステロイド投与により**易感染性**となり，**症状を悪化**させる危険性が高い

- 腟・外陰部の搔痒感は，産婦人科外来に来院する患者さんに多くみられる主訴の一つである．性器ヘルペスやカンジダ腟外陰炎などの感染症の有無を充分検討せずに，安易に副腎皮質ステロイド軟膏を投与すると，症状を悪化させる危険性が高い．
- 外陰部の観察，腟分泌物の鏡検・培養などを行ったうえで，治療方針を決定することが望ましい．

> **ピットフォール**
>
> ◆ 湿疹や外陰炎と診断され，抗ヒスタミン薬や副腎皮質ステロイド軟膏を投与したが，なかなか改善しない場合には外陰Paget病のことがあるため，注意が必要である．外陰Paget病は主に閉経後に，外陰部有部毛（特に大陰唇）に肥厚性の湿疹様紅斑または湿潤なびらん性局面としてみられ，鱗屑，痂皮などを伴う．長期に及ぶ頑固な搔痒感を訴え，このような所見がみられたら，外陰Paget病の可能性も検討し，必要があれば皮膚生検を行うほうがよい．

【坂巻　健，長阪恒樹】

4章 産婦人科　❶ 外来診察　4

🚫 相対

子宮内膜症や子宮筋腫の患者さんにエストロゲン製剤単独の投与は禁忌である

理由　子宮内膜症の悪化や子宮筋腫を増大させる危険性がある

- 子宮内膜症はエストロゲンによって発生・増殖し，子宮筋腫もエストロゲン依存性に発育する腫瘍と考えられているため，エストロゲン製剤単独の投与は行うべきでないと考えられる．

■ 子宮内膜症の治療

1．ホルモン療法	① GnRHアナログ療法 ② ダナゾール療法 ③ エストロゲン＋プロゲステロン療法	
2．手術療法	① 根治手術（単純子宮全摘術，両側付属器切除術） ② 準根治手術（単純子宮全摘術，片側付属器切除術） ③ 保存手術（嚢胞摘出，癒着剥離，位置適正）	
3．ホルモン療法と手術療法の併用	術前，術後にホルモン療法	

■ 子宮筋腫の治療

1．ホルモン療法	① GnRHアナログ療法 ② ダナゾール療法，MPA（酢酸メドロキシプロゲステロン）療法，エストロゲン＋プロゲステロン療法 （子宮内膜症合併や月経異常のある場合に行うことがある）
2．手術療法	① 単純子宮全摘術 ② 子宮筋腫核出術 ③ レゼクトスコープによる切除
3．子宮動脈塞栓術	

【坂巻　健，長阪恒樹】

4章 産婦人科　❶ 外来診察　5　⊘相対

卵巣過剰刺激症候群（OHSS）の患者さんに利尿薬やhCGの投与は禁忌である

理由　利尿薬投与により血管内脱水が悪化し，**血栓症**の危険性が高まる．hCG投与による黄体刺激でOHSSが**重症化**する

- OHSSでは，過剰に産生された血管透過性亢進因子が遠隔の血管に作用し，血管透過性が増大するため，胸水・腹水の貯留，血管内水分の減少が起こると推測されている．
- OHSSは，LHのサージが起こらなければ発症することは稀であり，内因性もしくは外因性LHによる黄体刺激，妊娠によるhCG刺激がなければ重症化しにくい．よって，多数の卵胞が発育し，高エストロゲン状態にあると判断されたときはhCGの投与を中止する．また，黄体補充療法を行う際にも，リスクのある患者さんにhCGの投与をしてはいけない．

■ OHSSの総合的管理方針

① 電解質補液

② アルブミンの補充（による低タンパク血症に伴う病態改善）

③ 利尿
アルブミンの補充を行っても乏尿の場合，利尿薬を使用することがある．この場合は，タンパク質製剤を投与した後にループ利尿薬などを使うとよい．高度の乏尿には塩酸ドパミンを用いる．

④ 胸水・腹水穿刺
安易に行うべきでなく，呼吸苦などの症状が強い場合にのみ行う．

⑤ 外科的処置
卵巣が高度に腫大し，重度の膨満感，呼吸困難が持続する場合や，卵巣茎捻転や卵巣破裂の場合には，卵巣穿刺，楔状切除などの外科的処置を行うことがある．

⑥ 抗血栓療法
凝固系が亢進している場合，ヘパリン®やワーファリン®投与を行う．抗血小板療法として低用量アスピリン（バファリン81®，バイスピリン®）を投与する（P66参照）．

⑦ 人工妊娠中絶術
きわめて重篤な場合には，患者救命のためにやむをえず行うこともある．

【坂巻　健，長阪恒樹】

4章　産婦人科　❷ 妊娠　1　🚫絶対

正常妊娠の妊婦にゾンデ診，子宮内膜検査，子宮鏡，骨盤CTなどの検査は禁忌である

理 由　流産や胎児の**催奇形性**の危険性が高い

- あらかじめ妊娠が判明していれば，子宮内操作や骨盤CTなどの検査を行うことはないと思われるが，患者さんが妊娠に気づいておらず，嘔気や腹痛，不正性器出血などを主訴に来院した際に注意が必要である．妊娠の可能性がある年代の女性が来院した場合は，必ず妊娠の可能性について問診し，必要があれば妊娠反応を見るようにすべきである．

注意事項
◆ 妊娠中のMRIに関しては，現在のところ安全性が確立されているとはいえない状況である．しかし，一部の胎児異常や癒着胎盤の診断などに有効なこともあり，必要な場合には患者さんの同意を得て行っている．

ピットフォール
◆ 問診の際，本人が妊娠の可能性がないと言っている場合でも，妊娠していることはしばしばある．本人が生理と思っていた出血が，妊娠初期にみられる出血のこともあるため，妊娠の可能性に関しては詳細な問診をこころがけるべきである．

【坂巻　健，長阪恒樹】

4章 産婦人科　❷妊娠　2　　🚫相対

妊娠4週〜15週末の妊婦に催奇形性のある薬剤投与は禁忌である

理由　胎児の**器官形成期**であり，胎児に**奇形**発生の危険性がある

- 先天異常の原因の多くは原因不明であり，薬剤などの母体の環境的要因はわずかとされている．しかし，妊娠中に不用意な投薬はすべきでなく，投与の時期についても注意が必要である．

■ 妊娠の時期と薬剤の影響

① 妊娠3週末まで
受精後2週間以内では薬剤の影響により流産するか，もしくは全く正常かのどちらかである．この時期に妊娠に気づかずに服薬した妊婦から相談を受けた場合，正常妊娠が継続していれば，心配ないと説明する．ただし，残留性の薬剤（風疹などの生ワクチンなど）には注意する．

② 妊娠4週から7週末まで
重要臓器の器官形成期のため，投薬には特に注意を要する．催奇形性のある薬剤は投与してはならない．

③ 妊娠8週から15週末まで
主な器官形成は終了しているが，性器の分化など一部が終了していない時期のため，催奇形性のある薬剤の投与は避ける．

④ 妊娠16週以降
薬剤による奇形発生は起こらない時期であるが，奇形以外にも児への影響がある薬剤については使用を避ける．

表1　催奇形性に注意が必要な薬剤

【抗てんかん薬】＊ フェニトイン（アレビアチン®，ヒダントール®） カルバマゼピン（テグレトール®） バルプロ酸ナトリウム（デパケン®） クロナゼパム（リボトリール®，ランドセン®） プリミドン（マイソリン®） 【抗うつ薬】 塩酸イミプラミン（トフラニール®） 塩酸クロミプラミン（アナフラニール®） 【睡眠薬・抗不安薬】 フェノバルビタール（フェノバール®） ジアゼパム（セルシン®，ホリゾン®） 【抗躁薬】 炭酸リチウム（リーマス®） 【ビタミンA・レチノイド】 パルミチン酸レチノール（チョコラA®）	エトレチナート（チガソン®） 【抗生物質】 アミノグリコシド系薬（硫酸ストレプトマイシン®，カナマイシン®） テトラサイクリン系薬（ミノマイシン®） 【抗血栓薬】 ワルファリンカリウム（ワーファリン®） 【痛風・高尿酸血症治療薬】 コルヒチン（コルヒチン®） 【高脂血症治療薬】 HMG-CoA還元酵素阻害薬（メバロチン®，リピトール®） 【降圧薬】 ACE阻害薬（カプトリル-R®，レニベース®） 【非ステロイド抗炎症薬】 サリチル酸製剤（アスピリン®，バファリン®）

＊：妊娠中に抗てんかん薬を自己中断し，てんかん発作を起こして母子ともに危険な状況に陥ることがある．単剤の抗てんかん薬は続けるべきという意見もあるので，薬剤の継続・妊娠の継続については，主治医と十分相談することが必要である．

【坂巻　健，長阪恒樹】

妊娠中に**麦角剤**の投与は禁忌である

理由 強い子宮収縮により，**胎児仮死**や**子宮破裂**の危険性がある

■ 麦角剤の作用，適応と副作用
- 麦角剤は強い子宮収縮作用をもつため，妊娠中に投与すると胎児仮死の原因となったり，子宮破裂を起こす危険性がある．
- 麦角剤は分娩後の子宮復古不全や弛緩出血に対し用いられる．副作用として，冠動脈の攣縮や狭心症など起こすことがあるため，虚血性心疾患の既往のある患者さんには投与を避ける．

■ 麦角剤以外に用いられる薬
- 分娩後の子宮収縮不良や弛緩出血に対しては，他にプロスタグランジン$F_2\alpha$®，オキシトシンが用いられる．

■ 臨床で用いられる麦角剤
1) 偏頭痛（片頭痛）に対するエルゴタミン製剤；カフェルゴット®
2) パーキンソンや乳汁漏出症に対するパーロデル®

【坂巻 健，長阪恒樹】

4章　産婦人科　❷妊娠　4　🚫絶対

妊娠後期に非ステロイド系消炎鎮痛薬（NSAIDs）の連用は禁忌である

理由　胎児の**動脈管が閉鎖**し，**子宮内胎児死亡**の可能性がある

- 非ステロイド系消炎鎮痛薬（NSAIDs）はプロスタグランジン合成を阻害するため，NSAIDsの連用により，胎児の動脈管が閉鎖し，子宮内胎児死亡の可能性がある．
- 切迫早産の治療にNSAIDsを用いて効果があったとの報告もみられるが，どの時期まで，どのくらいの量が使用可能かなどは不明で，安全性が確立されているとはいえない．
- 妊娠中のNSAIDsとしては，アセトアミノフェンを最初に用いることが多い．
- プロスタグランジン合成を阻害しないNSAID（P55参照）

【坂巻　健，長阪恒樹】

子宮内感染が疑われる妊婦に子宮収縮抑制は禁忌である

4章 産婦人科　❷妊娠　5

⊘相対

理由　子宮内感染がある状態で，子宮収縮抑制により妊娠期間が延長された場合，**胎内感染**が遷延し，胎児の状態が悪化する危険性がある

■ 子宮内感染の鑑別と治療方針

- 切迫早産の原因の多くは感染によるものと考えられており，子宮内感染が存在すると，強い周期的な子宮収縮が認められる．切迫早産の患者さんで，母体の高熱，白血球，CRP高値，CTG上で胎児頻拍，variabilityの減少，一過性除脈などの所見がみられるとき，子宮内感染が疑われる．このような場合には子宮収縮を抑制せず，分娩の方針とするのが望ましい．
- しかし，胎児の未熟性の問題などから妊娠期間の延長が望ましい場合には，母児の状態を総合的に判断し，抗生物質の投与とともに子宮収縮抑制を行うこともある．

> **ピットフォール**
>
> ◆ 子宮収縮抑制薬としてはウテメリン®を投与する．一方で子宮収縮薬にはメテナリン®がある．この2剤の薬理作用は正反対で，慣れた産科医や助産師が適応を間違えることはないが，新人の医師や看護師は「Aさんにウテメリン®を点滴しておいて」といわれて薬剤を取りに行った際に，メテナリン®をみて「ああ，これだ」と思う可能性がある．この2剤の取り違えは重大な事態を招く可能性があり，指示を出す際も受ける際も充分注意が必要である

【坂巻　健，長阪恒樹】

4章 産婦人科　❸ 分娩　1　相対

骨盤位分娩の第一期に人工破膜は禁忌である

理由 破膜後に**臍帯脱出**を起こす可能性があり，児の状態が悪化する危険性がある

■ 正期産骨盤位の疫学調査

- 大規模なRandomized controlled trialで，正期産骨盤位に対しては選択的帝王切開をするほうが，経腟分娩を試行するよりも児の周産期予後がよいと報告されている．しかし，これをもってわが国でも正期産骨盤位はすべて選択的帝王切開とすべきということにはならない．充分なインフォームドコンセントが必要であるが，症例ごとに判断すべきと考える．

■ 正期産骨盤位による経腟分娩時の合併症

- 破水後の臍帯脱出
- 上肢挙上による娩出困難
- 後続児頭娩出困難
- 臍帯圧迫による低酸素症
- 牽出術による分娩外傷　　など
    → 破水後の臍帯脱出を防止するには，メトロイリーゼ，コルポイリーゼの使用も検討するとよい．

【坂巻　健，長阪恒樹】

4章 産婦人科　❸分娩　2　🚫絶対

骨盤児頭不均衡（CPD），前置胎盤，胎児仮死の場合，分娩誘発は禁忌である

理由　分娩誘発し経腟分娩を試みることにより，**児の状態が悪化し，母体が危険**な状態になることもある

[CPDの場合]
　物理的に経腟分娩が不可能のため，分娩誘発はしない．CPDの可能性のある妊婦に対しては，その適応を充分検討したうえでX線骨盤計測を行う．また，分娩開始後に有効な陣痛があるにもかかわらず，分娩が進行しない場合は，CPDの可能性についても検討する必要がある．

[前置胎盤の場合]
　経腟分娩により大量出血し，母児ともに危険な状態になるため，分娩誘発は行わず，予定帝王切開とする．

[胎児仮死の場合]
　分娩誘発しなければならない子宮収縮の状態から経腟分娩に至るまでには時間を要するため，すみやかに帝王切開にすべきである．

■ CPDの危険因子

① 低身長
　一般に身長150cm以下の妊婦の場合には要注意とされる．

② 巨大児
　超音波断層法により胎頭大横径（BPD）10cm以上，
　糖尿病合併妊娠で巨大児が疑われるなどの場合．

③ 骨盤の変形
　骨盤骨折の既往や骨疾患の合併など．

④ その他
　難産の既往や高年初産婦，初産骨盤位などではCPDの可能性について検討すべきである．

【坂巻　健，長阪恒樹】

4章 産婦人科　❸ 分娩　3　　　　　　　　　　　　　🚫相対

帝王切開や弛緩出血処置の際の麻酔にフローセン®は禁忌である

理由　フローセン®には**子宮筋の弛緩作用**があり，帝王切開時の**出血の増量**や**子宮収縮不良を増悪**させる可能性がある

- 帝王切開の際の麻酔は腰椎麻酔や硬膜外麻酔などが一般的と思われるが，母体，胎児の状態によっては，全身麻酔で行われることもある．この場合は子宮収縮が不良となることがあるため，術中は常に子宮収縮の状態と出血量に気を配ることが大切である．子宮収縮が悪いと判断したときは，子宮収縮作用のある薬剤（プロスタグランジン$F_2\alpha$®，オキシトシン，麦角剤）の投与や，可能であれば吸入麻酔薬の減量を行う．
- 弛緩出血の際の処置では双手圧迫など患者さんに疼痛を与える操作があるため，必要な場合は静脈麻酔を併用することが多い．

【坂巻　健，長阪恒樹】

4章 産婦人科　❹ 処置・手術　1

卵巣癌の疑いがある場合に嚢胞内穿刺は禁忌である

理由　卵巣癌だった場合，**癌細胞が腹腔内に漏れる**ため，根治性が低下する

- 超音波断層法やMRI，CTなどの画像診断，腫瘍マーカーなどから早期の卵巣癌が疑われたときに嚢胞内穿刺を行うと癌細胞が腹腔内に漏れるため，穿刺は行ってはいけない．
- 良性卵巣腫瘍（または卵巣嚢胞）であっても，内溶液の性状によっては腹膜炎を起こすことがあるため，安易に嚢胞内穿刺は行うべきでない．

ピットフォールと対策

◆ 巨大な卵巣腫瘍の場合，超音波断層法で腹水とまちがえて穿刺される場合がある．この場合は，両側の卵巣が描出されているかの確認や，MRI，CTを行うことで嚢胞内穿刺を防げる可能性がある．

【坂巻　健，長阪恒樹】

4章 産婦人科　❹ 処置・手術　2

🚫相対

良性卵巣腫瘍の場合，両側卵巣摘出は原則禁忌である

理由　　妊孕性温存，卵巣機能温存のため

- 卵巣が機能している年齢の患者さんで良性卵巣腫瘍の場合，原則的に治療は卵巣腫瘍摘出術であり，患側卵巣も正常部分は残すようにする．付属器切除としたときに，残したもう一方の卵巣が正常に機能しないこともありうるからである．
- 両側の卵巣腫瘍の場合も原則は卵巣腫瘍摘出術である．やむを得ず一方の卵巣を摘出する場合，もう一方は極力正常な卵巣部分を温存する．
- 閉経期ないし閉経後では，基本的に患側の付属器切除を行う．健側の残存卵巣を将来の悪性腫瘍発生予防の目的で同時に摘出することもあるが，卵巣からは閉経後にもホルモン分泌があるため，健側卵巣は残す方がよいとの考えもある．

> **ピットフォール**
> ◆ 卵巣腫瘍摘出術の方針としていても，腹腔内の所見や手術の状況によっては正常な卵巣部分を温存できないことや，温存できても卵巣の機能が見込めないこともあるため，術前に本人，家族に充分なインフォームド・コンセントを行うことが大切である．

【坂巻　健，長阪恒樹】

付　録

付録1　投薬前の注意事項リスト　　　　　　　186
付録2　救急時の処置で注意が必要な事項　　　193
付録3　間違えやすい薬のリスト　　　　　　　194
付録4　医療事故・安全対策に関するURL　　　199

付録1

投薬前の注意事項リスト

近年はジェネリック医薬品が頻繁に使用される影響で，膨大な種類の医薬品が市場で出回っております．類似名が多数ある一方で，名前のイメージと薬効がかけ離れている場合もあり，投薬前の注意事項の重要さはさらに増しております．付録1では，本書の記載内容に基づき，薬剤の処方時の注意事項をリストアップしました．日常診療にご活用いただければ幸いです．もちろん下記表に記載していない注意事項も多数ありますので，処方時には十分ご留意をお願い申し上げます．

薬剤名	注意事項・チェック項目など　　[　]内は本文中の解説文の頁数
ア 行	
アザニン®	☐ ウイルス疾患［70］
アジスロマイシン	☐ リンパ節腫大［34］　☐ 伝染性単核球症（IM）［34］
アスピリン	☐ 出血傾向［66］　☐ アスピリン喘息［71］　☐ 観血処置［89］　☐ インフルエンザ［152］
アダラート®	☐ 血圧高値［88］
アナフラニール®	☐ 前立腺肥大［83］
アビリット®	☐ 高齢者［54］
アルサルミン®	☐ ニューキノロン系抗菌薬［51］　☐ 血液透析療法中［60］
アレビアチン®	☐ テオフィリン［155］
アロシトール®	☐ テオフィリン［155］
アロプリノール	☐ テオフィリン［155］
アミノグリコシド系抗生物質	☐ 高齢者［119］
アモキシシリン	☐ リンパ節腫大［34］　☐ 伝染性単核球症［34］
アモバン®	☐ 緑内障［53］
アンピシリン	☐ リンパ節腫大［34］　☐ 伝染性単核球症［34］
アンホテリシン	☐ 高齢者［119］
イサロン®	☐ 血液透析療法中［60］
イトリゾール®	☐ CYP阻害作用［63］
インターフェロン	☐ テオフィリン［155］
インダシン®	☐ アスピリン喘息［71］

付録1 投薬前の注意事項リスト

エストロゲン製剤	□ 子宮内膜症 [173]　□ 子宮筋腫 [173]
エチドロネート	□ 血清Pの上昇 [130]
エマベリン®	□ 牛乳アレルギー [49]
エリスロシン®	□ テオフィリン [155]
エリスロマイシン	□ CYP阻害作用 [63]　□ テオフィリン [155]
塩化リゾチーム	□ 卵アレルギー [156]
塩酸バンコマイシン	□ 高齢者 [119]
塩酸メキシレチン	□ テオフィリン [155]
エンテロノンR®	□ 牛乳アレルギー [156]
エンドキサン®	□ ウイルス疾患 [70]
オメプラール®	□ CYP阻害作用 [63]

カ 行

カタボン®	□ メイロン® [116]
カフェルゴット®	□ 狭心症 [61]　□ 閉塞性動脈硬化症 [61]　□ レイノー症候群 [61]　□ 血管障害の可能性 [61]
カリウム製剤	□ 濃度・点滴速度 [112]
カルシウム製剤	□ ジギタリス [113]
カルチコール®	□ メイロン® [115]
カルバペネム系抗生物質	□ バルプロ酸ナトリウム [114]
カルバマゼピン	□ テオフィリン [155]
甘草	□ ラシックス® [65]　□ ダイアート® [65]
キシロカイン®	□ メイロン® [116]
グラケー®（ビタミンK）	□ 定期的なCaの検査 [130]　□ ワーファリン [130]
クラリシッド®	□ テオフィリン [155]
クラリス®	□ CYP阻害作用 [63]　□ テオフィリン [155]
グルコバイ®	□ ブドウ糖以外の糖質摂取 [42]
グルマール®	□ 血液透析療法中 [60]
血小板輸血	□ DIC [124]
ケフレックス®	□ リンパ節腫大 [34]　□ 伝染性単核球症（IM）[34]
抗うつ薬	□ 総合失調症（精神分裂病）[47]
高カロリー輸液	□ ビタミンB_1 [120]　□ メイロン® [116]
抗癌剤	□ HBV [125]
抗甲状腺薬	□ 破壊性甲状腺炎 [32]
抗コリン作用をもつ薬	□ 緑内障 [82]　□ 前立腺肥大 [83]

抗生物質	□ 薬剤アレルギー［50］
高濃度ブドウ糖含有液	□ 末梢からの点滴［111］
コランチル®	□ 緑内障［82］　□ 前立腺肥大［83］
コリオパン®	□ 緑内障［82］

サ 行

ザイロリック®	□ テオフィリン［155］
サクシゾン®	□ アスピリン喘息［71］
サラゾピリン®	□ ウイルス疾患［70］
サワシリン®	□ リンパ節腫大［34］　□ 伝染性単核球症（IM）［34］
サンディミュン®	□ テオフィリン［155］
ジギタリス	□ WPW症候群［87］　□ カルシウム製剤［113］
シクロスポリン	□ テオフィリン［155］
ジゴキシン®	□ WPW症候群［34］　□ カルシウム製剤［113］
シスプラチン	□ 高齢者［119］
ジスロマック®	□ リンパ節腫大［34］　□ 伝染性単核球症（IM）［34］
ジヒデルゴット®	□ 狭心症［61］　□ 閉塞性動脈硬化症［61］　□ レイノー症候群［61］　□ 血管障害の可能性［61］
シメチジン	□ テオフィリン［155］
消炎鎮痛薬（NSAIDs）	□ 薬剤アレルギー［50］　□ ニューキノロン系抗菌薬［52］　□ 胃潰瘍［55, 129］　□ アスピリン喘息［71］　□ 高齢者［119］　□ 十二指腸潰瘍［129］　□ インフルエンザ［152］　□ 妊娠後期［178］　□ ワーファリン［67］
スクラルファート	□ ニューキノロン系抗菌薬［51］　□ ジギタリス製剤［51］　□ フェニトイン［51］　□ テトラサイクリン系抗生物質［51］
スタチン系薬剤	□ フィブラート系薬剤［56］
ステロイド	□ ウイルス疾患［70］　□ HBV［125］
スルピリド	□ 高齢者［54］
セスデン®	□ 緑内障［82］
セファレキシン	□ リンパ節腫大［34］　□ 伝染性単核球症（IM）［34］
セルシン®	□ 緑内障［53］
セレナール®	□ 緑内障［82］
セレニカR®	□ カルバペネム系抗生物質（チエナム®）［114］
ソセゴン®	□ モルヒネ投与中［90］　□ 頭蓋内圧亢進［91］　□ 狭心症［91］　□ 心筋梗塞［91］　□ 総胆管結石［93］　□ 頭部障害［93］　□ 薬物依存傾向［93］　□ 呼吸機能障害［93］

ソリタT3G®	□ 赤血球輸血 [123]	
ソル・コーテフ®	□ アスピリン喘息 [71]　□ 緑内障 [82]	
ソルシリン®	□ リンパ節腫大 [34]　□ 伝染性単核球症 (IM) [34]	
ソルメドロール®	□ アスピリン喘息 [71]	

タ 行

ダイアート®	□ 甘草 [65]
ダイドロネル®	□ 血清Pの上昇 [130]
タガメット®	□ CYP阻害作用 [63]　□ テオフィリン [155]
タンナルビン®	□ 牛乳アレルギー [49, 156]
チウラジール®	□ 破壊性甲状腺炎 [32]
チエナム®	□ 痙攣の既往 [114]
チラージン®	□ 麻黄 [65]
テオドール®	□ 麻黄 [65]　□ カフェイン過敏症 [69]
テオフィリン	□ 併用薬 [155]　□ カフェイン過敏症 [69]
テグレトール®	□ テオフィリン [155]
テトラサイクリン系薬剤	□ 8歳以下の幼児 [159]
デパケン®	□ カルバペネム系抗生物質（チエナム®）[114]
トーク®（点鼻薬）	□ 2歳以下の乳幼児 [158]
ドグマチール®	□ 高齢者 [54]
ドブトレックス®	□ メイロン® [116]
トリプタノール®	□ 前立腺肥大 [83]

ナ 行

ナイキサン®	□ アスピリン喘息 [71]
ニトロール®	□ 緑内障 [82]
ニトログリセリン®	□ 緑内障 [82]
ニフレック®	□ 大腸閉塞 [101]
ニューキノロン系抗菌薬	□ スクラルファート [51]　□ 消炎鎮痛薬 [52]　□ 高齢者 [52]
尿路・血管造影剤	□ 高齢者 [119]
ネオフィリン®	□ カフェイン過敏症 [69]
ネオラール®	□ グレープフルーツジュース [63]　□ ウイルス疾患 [70] □ テオフィリン [155]

付録1　投薬前の注意事項リスト

ハ行

バイアスピリン®	□ 観血処置 [89]
バイミカード®	□ グレープフルーツジュース [63]
バイロテンシン®	□ グレープフルーツジュース [63]
麦角剤	□ 妊娠中 [177]　　□ 虚血性心疾患の既往 [177]
バクタ®	□ CYP阻害作用 [63]
パセトシン®	□ リンパ節腫大 [34]　　□ 伝染性単核球症（IM）[34]
パナルジン®	□ 出血傾向 [66]　　□ 観血処置 [89]　　□ 内視鏡検査・治療 [75]　　□ 劇症肝炎 [58]　　□ 汎血球減少 [58]　　□ TTP [58]
バファリン®	□ 血液透析療法中 [60]　　□ 観血処置 [89]
ハルシオン®	□ グレープフルーツジュース [63]　　□ 緑内障 [82]
バレリン®	□ カルバペネム系抗生物質（チエナム®）[114]
PL顆粒®	□ 前立腺肥大 [83]
ビクシリン®	□ リンパ節腫大 [34]　　□ 伝染性単核球症 [34]
ヒダントール®	□ テオフィリン [155]
ビブラマイシン®	□ 8歳以下の幼児 [159]
ピメノール®	□ 緑内障 [82]
ファイナリンG®	□ 前立腺肥大 [83]
フェニトイン	□ テオフィリン [155]
フェノバール®	□ テオフィリン [155]
フェノバルビタール	□ テオフィリン [155]
フェルデン®	□ アスピリン喘息 [71]
フォートベイス®	□ グレープフルーツジュース [63]
副腎皮質ステロイド	□ アスピリン喘息 [71]
副腎皮質ステロイド軟膏	□ 性器ヘルペス [172]　　□ カンジダ腟外陰炎 [172]
ブスコパン®	□ 感染性腸炎 [48]　　□ 緑内障 [82]　　□ 前立腺肥大 [83]
プリビナ®（点鼻薬）	□ 2歳以下の乳幼児 [158]
ブルフェン®	□ アスピリン喘息 [71]
ブレディニンフ®	□ ウイルス疾患 [70]
プレタール®	□ 出血傾向 [66]　　□ 観血処置 [89]
プレドニン®	□ 緑内障 [82]
プロサイクリン®	□ 観血処置 [89]
ベイスン®	□ ブドウ糖以外の糖質摂取 [42]
ベザトールSR®	□ スタチン系薬剤（メバロチン®など）[56]

ペリアクチン®	☐ 緑内障［82］
ペルサンチン®	☐ 出血傾向［66］　☐ 狭心症［72］
ペルジピン	☐ グレープフルーツジュース［63］
ヘルベッサー®	☐ グレープフルーツジュース［63］
ベンゾジアゼピン系薬剤	☐ 緑内障［53］
ペンタゾシン	☐ モルヒネ投与中［90］　☐ 頭蓋内圧亢進［91］　☐ 狭心症［91］　☐ 心筋梗塞［91］　☐ 総胆管結石［93］　☐ 頭部障害［93］　☐ 薬物依存傾向［93］　☐ 呼吸機能障害［93］
ペントレックス®	☐ リンパ節腫大［34］　☐ 伝染性単核球症［34］
ポララミン®	☐ 緑内障［82］
ポンタール®	☐ アスピリン喘息［71］

マ 行

マーロックス®	☐ 血液透析療法中［60］
麻黄	☐ メチエフ®［65］　☐ チラージン®［65］　☐ テオドール®［65］
マックメット®	☐ 血液透析療法中［60］
ミノマイシン®	☐ 8歳以下の幼児［159］
ムノバール®	☐ グレープフルーツジュース［63］
メイアクト®	☐ 牛乳アレルギー［49, 156］
メイロン®	☐ カルチコール®［115, 116］　☐ リドカイン（キシロカイン®）［116］　☐ ワソラン®［116］
メキシチール®	☐ テオフィリン［155］
メサフィリン®	☐ 緑内障［82］　☐ 前立腺肥大［83］
メチエフ®	☐ 麻黄［65］
メバロチン®	☐ フィブラート系薬剤（ベザトールSR®, リポクリン®）［56］
メルカゾール®	☐ 破壊性甲状腺炎［32］

ヤ 行

ユリノーム®	劇症肝炎［59］

ラ 行

ラシックス®	☐ 甘草［65］
ラックビー®	☐ 牛乳アレルギー［49, 156］
リーゼ®	☐ 緑内障［82］
リウマトレックス®	☐ ウイルス疾患［70］

リスモダン®	□ 緑内障［62, 82］　□ K値のチェック［62］　□ 低血糖のモニター［62］　□ 膀胱機能障害［62］　□ 前立腺肥大の有無［62］
利尿薬	□ 卵巣過剰刺激症候群（OHSS）［174］
リピトール®	□ 劇症肝炎［57］　□ フィブラート系薬剤［56］
リファンピシン	□ CYP誘導，代謝速度上げる作用［63］　□ テオフィリン［155］
リファジン®	□ テオフィリン［155］
リポクリン®	□ スタチン系薬剤（メバロンチン®など）［56］
リポバス®	□ グレープフルーツジュース［63］　□ フィブラート系薬剤［56］
リマクタン®	□ テオフィリン［155］
リマチル®	□ ウイルス疾患［70］
リン酸オレアンドマイシン	□ テオフィリン［155］
リン酸コデイン	□ 喘息［153］
ルミナール®	□ テオフィリン［155］
レペタン®	□ モルヒネ投与中［90］
レンドルミン®	□ 緑内障［82］
ローコール®	□ フィブラート系薬剤［56］
ロキソニン®	□ アスピリン喘息［71］
ロペミン®	□ 感染性腸炎［48］　□ 6ヵ月以下の乳幼児［157］

ワ行

ワーファリン®	□ 消炎鎮痛剤（NSAID）［67］　□ ビタミンK（グラケー［130］，納豆，青汁，クロレラ［68］）　□ 観血処置［89］　□ 内視鏡検査・治療［75］
ワソラン®	□ グレープフルーツジュース［63］　□ WPW症候群［87］　□ メイロン®［116］

付録2
救急時の処置で注意が必要な事項

緊急処置が必要な病態では，医師も看護師も緊張感が高く，慌てて禁忌事項を無視して処置をしてしまうことがある．緊急処置が必要な病態では患者さんの状態はよくないことが多く，一つのミスが致命傷となる．日常診療ではあまり遭遇せず，たまにしか行わない処置でも，絶対に忘れてはならないことがある．それらの注意事項を以下にまとめるので，覚えておくことをおすすめする．

No.	チェック項目	[ ] 内は本文中の参考頁数
1	□ 重症高血圧への対応	□ アダラート®舌下の禁止 [88]
2	□ 脳梗塞急性期の対応	□ 血圧を下げない [86]
3	□ 発作性心房細動時の対応	□ WPWの確認 [87]
4	□ 低K血症のK補充	□ 濃度と速度 [112]
5	□ 高K血症への対応	□ カルチコール®とメイロン® [115]
6	□ 重症低Na血症への対応	□ 補正は数日かけてゆっくり [117]
7	□ 急性出血時の対応	□ 輸血は単独ルート [123]
8	□ 糖尿病性ケトアシドーシスへの対応	□ インスリン濃度を間違えない　表示単位数は1 mlあたり
9	□ 急性血栓症への対応	□ ヘパリン濃度を間違えない 通常は 1 ml＝1,000単位 ヘパリンナトリウム 　1 ml＝1,000単位 ヘパリンカルシウム 　1 ml＝1,000単位 　1 ml＝5,000単位 □ 低分子ヘパリンは通常のヘパリンよりも力価が倍以上あるので，使用時は投与量に十分注意

付録3 間違えやすい薬のリスト

1. 薬品名が類似している薬剤の組み合わせの例
2. アンプル・バイアルなどの外観が類似している製剤
3. 略号が類似している薬剤の例

1．薬品名が類似している薬剤の組み合わせの例

	薬品名（薬効）		備考
注射剤			
1	アクチット（酢酸リンゲル液）	アクトシン（サイクリックAMP誘導体）	
2	ウテメリン（子宮運動抑制薬）	メテナリン（子宮収縮薬）	
3	オムニカイン（局所麻酔剤）	オムニスキャン（造影剤）	
4	サイレース（睡眠薬）	サイトサール（抗癌剤）	危険薬*
5	サクシン（末梢性筋弛緩薬）	サクシゾン（副腎皮質ステロイド）	危険薬*，死亡事故の報告有り
6	セファメジン（セフェム系抗生物質）	セファゾリン（セフェム系抗生物質）	
7	セレネース注（抗精神病薬）	セルシン注（抗不安薬）	
8	ゾフラン（制吐剤）	ワソラン（カルシウム拮抗剤）	
9	ゾラデックス（LH-RH製剤）	ゾビラックス（抗ウイルス剤）	
10	ソルダクトン（利尿剤）	ソルラクト（乳酸リンゲル液）	
11	ソルデム3A（電解質輸液）	ソルデム3AG（電解質輸液）	末尾文字（G）の有無．間違いやすい
12	タキソテール（抗癌剤）	タキソール（抗癌剤）	危険薬*，死亡事故の報告有り
13	ノバスタン（抗トロンビン剤）	ノバントロン（抗癌剤）	危険薬*
14	ノバミン（抗精神病薬）	ノバクトM（第IX因子製剤）	
15	ビクリン（アミノグリコシド系抗生物質）	ビクシリン（ペニシリン系抗生物質）	読み間違いしやすい
16	ヒルナミン（抗精神病薬）	ヒルトニン（視床下部ホルモン剤）	
17	ブリプラチン（抗癌剤）	パラプラチン（抗癌剤）	危険薬*
18	プロスタンディン（血流改善剤）	プロスタルモン（陣痛促進剤）	
19	ボスミン（カテコラミン剤）	ホスミシン（抗生物質）	危険薬*

＊危険薬：薬剤の作用が強力で，誤使用により患者に重大な結果をもたらす可能性のある薬剤を"危険薬"とした．

	薬品名（薬効）		備考
20	ホンバン（前立腺癌治療剤）	ホリゾン（抗不安剤）	危険薬＊
21	メチロン（解熱鎮痛薬）	メイロン（アシドーシス改善剤）	類似名称の薬剤が多く相互に間違いやすい
	メナミン（消炎鎮痛薬）	メロペン（カルバペネム系抗生物質）	
22	ユニカリックL（高カロリー輸液）	ユニカリックN（高カロリー輸液）	末尾文字の相違（L,N）
23	ラクテックG（ブドウ糖加乳酸リンゲル液）	ラクテックD（ブドウ糖加乳酸リンゲル液）	末尾文字の相違（G,D）
24	ラステット（抗癌剤）	ラクテック（乳酸リンゲル液）	危険薬＊
25	PNツイン1号・2号・3号		
26	ロイコボリン（葉酸拮抗剤）	ロイコプロール（M-CSF製剤）	
	ロイコン（白血球減少治療剤）		

内用剤

	薬品名（薬効）		備考
27	アスピリン（抗血小板剤）	アスベリン（鎮咳剤）	
28	アダラートカプセル（カルシウム拮抗薬）	アダラートL錠，アダラートCR錠（カルシウム拮抗薬）	末尾文字（L）の有無．同様の薬品名の類似の例は多い
29	アモバン（催眠剤）	ナボバン（制吐剤）	
30	エブランチル（血圧降下剤）	エラスチーム（高脂血症治療薬）	
31	オステン（骨粗鬆症治療剤）	オスパン（消毒剤）	
32	ガストローム（消化性潰瘍治療剤）	ガスター，ガスロンN（H_2受容体拮抗剤）	
33	グリコラン（血糖降下剤）	グルコバイ（αグルコシダーゼ阻害剤）	危険薬＊
34	グリミクロン（血糖降下剤）	グリチロン（グリチルリチン製剤）	危険薬＊
35	クレスチン（抗癌剤）	クレメジン（吸着剤）	
36	スローケー（カリウム製剤）	スローフィー（鉄製剤）	
37	スローフィー（鉄製剤）	スロービッド（気管支拡張剤）	
38	セレクトール（β遮断剤）	セロクラール（抗めまい薬）	
39	セレネース（抗精神病剤）	セレナール（抗不安剤）	調剤時に読み間違いしやすい
40	ノルバデックス（乳癌治療剤）	ノルバスク（カルシウム拮抗剤）	危険薬＊
41	バルネチール（抗精神病剤）	ハルナール（排尿障害治療剤）	
42	ヒスロン（女性ホルモン剤）	ヒスロンH（乳癌・子宮癌治療剤）	危険薬＊．末尾文字（H）の有無

付録3 間違えやすい薬のリスト

	薬品名（薬効）		備考
43	ヒダントールF （抗てんかん薬）	ヒダントールD （抗てんかん薬）	末尾文字の相違（F,D）
44	プルゼニド （下剤）	プレドニン （副腎皮質ステロイド剤）	両者とも使用頻度が高く，調剤時に読み間違いしやすい
45	プレディニン （免疫抑制剤）	プレドニン （副腎皮質ステロイド剤）	
46	ミオナール （中枢性筋弛緩剤）	ミオカーム （ミオクローヌス治療剤）	
47	リボトリール （抗てんかん剤）	リボール （高尿酸血症治療剤）	読み間違いしやすい
48	漢方エキス製剤同士		名称が類似している上，外観も類似し，さらに種類が多い

2．アンプル・バイアルなどの外観が類似している製剤

	薬品名（薬効）	
アンプル		
1	アスパラK注 （カリウム剤）	トランサミン注 （止血剤）
2	イノバン注 （カテコラミン）	ドブトレックス注 （カテコラミン）
3	インスリン注各種単位同士	
4	インデラル注 （β受容体遮断）	ワソラン注 （カルシウム拮抗薬）
5	ヴィーンF （酢酸リンゲル液）	ヴィーンD （グルコース加酢酸リンゲル液）
6	ウィンセフ （抗生物質）	セフメタゾン注 （抗生物質）
7	エスポー注各種単位同士	
8	ガストロゼピン溶解液 （水）	ドルミカム注 （催眠鎮静剤）
9	強力ネオミノファーゲンC	メイロン注20ml （アシドーシス治療剤）
10	クロールトリメトン注 （抗ヒスタミン薬）	ゲンタシン注 （抗生物質）
11	ケイツーN注 （ビタミンK製剤）	メチコバール注 （ビタミンB12製剤）
12	ジゴシン注 （強心配糖体）	セレネース注 （抗精神病薬）
13	セルシン注 （抗不安薬）	ラシックス注 （ループ利尿薬）
14	セレネース注 （抗精神病薬）	アキネトン注 （中枢性抗コリン薬）
15	ソセゴン注 （オピオイド鎮痛薬）	ホリゾン注 （抗不安薬）
16	トランサミンS注 （止血剤）	アスパラK注 （カリウム剤）
17	ノルアドレナリン注 （カテコラミン）	ボスミン注 （カテコラミン）

18	ビソルボン注（気道粘液溶解剤）	プリンペラン注（消化機能調節剤）
19	プリンペラン注（消化機能調節剤）	ホリゾン注（抗不安薬）
20	プリンペラン注（消化機能調節剤）	ラシックス注（ループ利尿薬）
21	メディジェクトK注（高濃度カリウム製剤）	メディジェクトNa注（高濃度ナトリウム製剤）
22	ラクテックG（ソルビトール加乳酸リンゲル液）	ラクテックD（グルコース加乳酸リンゲル液）
23	ラシックス注（ループ利尿薬）	ワソラン注（カルシウム拮抗薬）
24	レペタン注（オピオイド鎮痛剤）	フェノバール注（抗痙攣薬）

バイアル

25	ウィンセフ注（抗生物質）	セフメタゾン注（抗生物質）
26	カタボンHi注（カテコラミン）	カタボン注（カテコラミン）
27	セファメジン注（抗生物質）	フルマリン注（抗生物質）
28	セフゾン注（抗生物質）	ペントシリン注（抗生物質）
29	パンスポリン注（抗生物質）	ペントシリン注（抗生物質）
30	フサン注50mg	FOY注500mg

バッグ・ボトル

31	100mlのプラスチック容器同士（生食，5%ブドウ糖）	
32	20mlのプラスチック容器同士（蒸留水，生食，10%食塩，5%ブドウ糖）	
33	PNツイン1号・2号・3号	
34	オーツカCEZバッグ注（抗生物質）	パンスポリンバッグ（抗生物質）
35	蒸留水500ml	生理食塩液500ml
36	ソリタT1号・T2号・T3号・T4号	
37	チエナムキット（抗生物質）	パンスポリンバッグ（抗生物質）
38	テルモ生食注500ml	テルモ糖注10%500ml

◆付録3の1～3の表については，我妻恭行：「平成13年度NDP※報告書」より改変

※ NDP：National Demonstration Project on Total Quolity Management forHealth－「医療の質管理実証プロジェクト」は医療の質と安全を高めるために，医療スタッフと品質・安全管理の専門家との共同作業により，医療の質保障システムや組織的質管理のモデル構築をめざすボランティアプロジェクト，全国から多くの病院スタッフが参加して，インスリンの安全管理，注射指示の標準化，薬物投与の安全管理，臨床研修の安全管理，転倒転落防止などのテーマに共同で取り組んでいる（詳細はNDPのHPを参照→P199）．

3．略号が類似している薬剤の例

	略　号（薬品名）		
1	ABK（アルベカシン）	AMK（アミカシン）	AKM（ベカナマイシン）
2	AMP（アデノシン一-リン酸）	ANP（心房性利尿ペプチド）	
3	AMPC（アモキシシリン）	AMPH-B（アムホテリシンB）	
4	Ara-A（ビダラビン）	Ara-C（シタラビン）	
5	AZT（アジドチミジン）	AZT（アズトレオナム）	AZM（アジスロマイシン）
	AZP（アザチオプリン）	AZA（アセタゾラミド）	
6	CAM（クラリスロマイシン）	CAZ（セフタジジム）	
7	CBZ（カルバマゼピン）	CMZ（セフメタゾール）	
8	CP（クロラムフェニコール）	CP（シクロホスファミド）	CP（クロルプロマジン）
9	CYA（シクロスポリンA）	CVA（クラブラン酸）	
10	CZP（クロナゼパム）	CPZ（セフォペラゾン）	
11	DOA（ドパミン）	DOB（ドブタミン）	
12	FK506（タクロリムス）	FK880（スルピリド）	FK482（セフジニル）
13	FOM（ホスホマイシン）	FRM（フラジオマイシン）	
14	IFM（イホスファミド）	IFN（インターフェロン）	
15	KM（カナマイシン）	KM（KM散）	
16	LP（レボメプロマジン）	PL（サリチルアミド配合剤：総合感冒剤）	
17	MINO（ミノサイクリン）	MCNU（ラニムスチン）	
18	OL（オレアンドマイシン）	OFLX（オフロキサシン）	
19	PCZ（プロカルバジン）	PZC（ペルフェナジン）	
20	PIPC（ピペラシリン）	MPIPC（オキサシリン）	
21	PSK（クレスチン）	PSL（プレドニゾロン）	
22	SM（ストレプトマイシン）	SM（SM散）	SMX（スルファメトキサゾール）
23	ST（スルファメトキサゾール・トリメトプリム）		ST（スルチアム）
24	TC（テトラサイクリン）	3TC（ラミブジン）	
25	VCR（ビンクリスチン）	VCM（バンコマイシン）	
26	※セフェム系抗生物質同士	CAZ（セフタジジム）	CPZ（セフォペラゾン）
	CMZ（セフメタゾール）	CEZ（セファゾリン）	CET（セファロチン）
27	※ペニシリン系抗生物質同士	AMPC（アモキシシリン）	ABPC（アンピシリン）
	ACPC（シクラシリン）		

付録4
医療事故・安全対策に関するURL

- 🖥 **日本医師会 患者の安全確保対策室**
  http://www.med.or.jp/anzen/index/manual.html
  医療関係団体（学会・医会等）や医療器材メーカー・業界団体が作成した安全対策マニュアルを入手するためのページ．

- 🖥 **医療安全対策について（厚生労働省のページ）**
  http://www.mhlw.go.jp/topics/bukyoku/isei/i-anzen/index.html
  インシデント事例を集計・分析した結果等も公表しています．

- 🖥 **東京都病院経営本部**
  http://www.byouin.metro.tokyo.jp/osirase/houkoku.html
  都立病院における報告．医療事故予防マニュアルもあります．

- 🖥 **NDP（National Demonstration Project on TQM for Health＝「医療のTQM実証プロジェクト」）**
  http://www.ndpjapan.org/
  医療の質と安全に関する情報を提供．紛らわしい薬と危険薬など役立つ資料があります．

- 🖥 **医療事故情報センター**
  http://www3.ocn.ne.jp/~mmic/index.htm
  弁護士と医療スタッフと医療被害者を結ぶネットワーク．コンテンツが豊富です．

- 🖥 **Yニュース–医療過誤**
  http://dailynews.yahoo.co.jp/fc/domestic/medical_malpractice/
  医療過誤に関する記事．

索 引

● 和文索引

あ

アキレス腱断裂 ……… 146
亜急性甲状腺炎 ……… 30
アスピリン ……………… 89
アスピリンジレンマ …… 66
アセトアミノフェン … 152
アダラート®舌下 ……… 88
アナフィラキシー ……… 50
アミノグリコシド系抗生物質
　………………………… 119
アモバン ………………… 53
アルサルミン ……… 51, 60
αグルコシダーゼ阻害薬 … 42
アンピシリン …………… 34
胃潰瘍 …………………… 55
異常行動 ………………… 154
胃洗浄 …………………… 164
胃腸炎 …………………… 161
胃泡音 …………………… 102
イレウス ………………… 95
胃瘻カテーテル ………… 92
インフォームド・コンセント
　………………………… 106
インフルエンザ ………… 154
ウイルス疾患 …………… 70
うつ状態 ………………… 47
エアリーク ……………… 104
栄養剤 …………………… 102
壊死性筋膜炎 …………… 134
壊死組織 ………………… 134
エストロゲン製剤 ……… 173
塩化リゾチーム ………… 156
お化粧 …………………… 26

汚染創 …………………… 143
親を叱る ………………… 166

か

外陰Paget病 …………… 172
外顆骨折 ………………… 135
回旋枝領域 ……………… 35
外傷 …………………… 144, 163
外傷後の痛み …………… 142
外傷創 ………………… 97, 98
下行大動脈解離 ………… 37
ガストログラフィン …… 73
ガス壊疽 ………………… 134
下大静脈フィルター …… 109
片側下肢麻痺 …………… 137
喀血 ……………………… 85
合併症の説明 …………… 106
カフェイン過敏症 ……… 69
カフェルゴット ………… 61
カリウム製剤 …………… 112
カルシウム製剤 ………… 113
カルチコール …………… 115
観血処置 …………… 66, 89
観血整復 ………………… 140
間欠的下肢空気圧迫装置
　………………………… 109
カンジダ腟外陰炎 ……… 172
患者確認 ………………… 108
患者誤認 ………………… 107
関節痛 …………………… 131
関節リウマチ …………… 45
肝障害 …………………… 46
感染性腸炎 ……………… 48
感染創 …………………… 134
完全脊髄損傷 …………… 145
乾燥 ……………………… 98

甘草 ……………………… 65
浣腸 ……………………… 94
癌の骨転移 ……………… 138
漢方製剤 ………………… 65
気管支鏡 …………… 84, 85
気管支動脈塞栓術（bronchial
　artery embolization：
　BAE）………………… 85
気管支動脈瘤 …………… 84
気胸 ……………………… 104
キサンチン誘導体 ……… 69
偽性血小板減少 ………… 124
偽性低Na血症 ………… 117
急性腰痛症 ……………… 133
急性腹症 ………………… 161
急性閉塞性化膿性胆管炎
　………………………… 79
急速大量輸液 …………… 162
急速輸液 ………………… 162
牛乳アレルギー ………… 49
牛乳タンパク …………… 156
狭隅角緑内障 …………… 53
胸腔ドレーン …………… 104
狭心症 ……………… 61, 72
胸水 ……………………… 103
橋中心髄鞘崩壊症 ……… 117
胸痛 …………………… 35, 36
胸部解離性大動脈 ……… 36
凝血塊 …………………… 85
虚血性大腸炎 …………… 39
去痰薬 …………………… 153
筋性斜頸 ………………… 136
禁茶指導 ………………… 64
筋肉注射 ………………… 118
空気感染 ………………… 44
口調 ……………………… 22
グラケー ………………… 130

クロフィブラート ……… 56	誤嚥 …………………… 73	出血傾向 ……………… 66
グルコバイ ……………… 42	呼吸性アシドーシス … 105	出血性合併症 ………… 67
グレープフルーツジュース	骨折 … 128, 138, 140, 142	術前にマーキング …… 148
………………………… 63	骨折の診断 …………… 128	消炎鎮痛薬 … 50, 52, 55, 67
頸髄症 ………………… 132	骨粗鬆症治療 ………… 130	消化管穿孔 ………… 38, 74
経鼻胃管 ……………… 102	骨端線損傷 …………… 140	上大静脈症候群 ……… 110
頸部の触診 …………… 30	骨盤CT ……………… 175	小児 …………………… 135
頸部リンパ節腫大 …… 34	骨盤位分娩 …………… 180	上部消化管造影 ……… 73
痙攣 ……………… 114, 160	骨盤児頭不均衡（CPD）… 181	上部消化管内視鏡検査 … 76
劇症肝炎 ……… 57, 59, 125	骨盤内炎症 …………… 171	静脈 …………………… 100
血圧高値 ……………… 88	コップリック斑 ……… 44	上腕骨顆上骨折 ……… 135
血液凝固因子 ………… 121	コーピング …………… 20	食物アレルギー ……… 156
血液透析 ……………… 60	コランチル® ………… 82	人格を否定する言葉 … 167
血球減少 ……………… 58	コリオパン® ………… 82	腎機能障害 …………… 119
結紮切離 ……………… 100	コンパートメント症候群	心筋梗塞 ……………… 35
血小板減少状態 ……… 118	………………………… 142	心筋後壁の心筋梗塞 … 35
血小板輸血 …………… 124		神経因性の尿閉 ……… 139
血栓性血小板減少性紫斑病	**さ**	人工破膜 ……………… 180
（TTP） ……………… 58	催奇形性のある薬 …… 176	腎障害 ………………… 80
解熱薬 ………………… 152	再膨張性肺水腫 ……… 103	腎毒性 ………………… 119
下痢止め ……………… 48	酸素投与 ……………… 105	心不全 ………………… 122
嫌気性菌 ……………… 134	酸素療法 ……………… 105	心療内科 ……………… 21
腱 ……………………… 145	3大奇形 ……………… 136	診療録 ………………… 19
腱断裂 ………………… 145	歯牙の着色 …………… 159	膵臓癌 ………………… 41
健康食品 ……………… 68	弛緩出血処置 ………… 182	錐体外路症状 ………… 54
抗核抗体（ANA）…… 45	ジギタリス ……… 87, 113	水痘 …………………… 44
高カロリー輸液 ……… 120	子宮鏡 …………… 171, 175	水溶性ヨード造影剤 … 80
抗癌剤 ………………… 125	子宮筋腫 ……………… 173	スタチン系薬剤 ……… 57
抗凝固薬 ……………… 75	子宮収縮抑制 ………… 179	頭痛 …………………… 33
抗凝固療法 …………… 124	子宮内感染 …………… 179	ステロイド …………… 70
抗血栓療法 …………… 75	子宮内膜検査 …… 171, 175	ステント ……………… 110
高血糖 ………………… 43	子宮内膜症 …………… 173	生活習慣 ……………… 59
膠原病 ………………… 45	シクロオキシゲナーゼ阻害	性器ヘルペス ………… 172
抗コリン作用 ……… 53, 82	………………………… 55	成長軟骨障害 ………… 140
抗コリン薬 ………… 82, 83	四肢の出血 …………… 144	咳 ……………………… 153
高脂血症 …………… 56, 57	児童虐待 ……………… 163	脊髄造影 ……………… 149
高脂血症薬 …………… 57	自然気胸 ……………… 103	脊椎圧迫骨折 ………… 128
甲状腺機能亢進 ……… 32	周期性嘔吐症 ………… 161	セスデン® …………… 82
甲状腺機能亢進症 …… 31	舟状骨骨折 …………… 128	切開排膿 ……………… 134
抗生物質 …………… 50, 121	手術 ……………… 147, 148	赤血球輸血 …………… 123
高濃度のブドウ糖 …… 111	手術室 ………………… 108	接触感染 ……………… 44
高齢者 ……………… 54, 119	手術部位 ……………… 107	説明と同意 …………… 106
高齢者の腹痛 ………… 39	手術野 ………………… 107	セルシン ……………… 53
高齢者の便秘 ………… 94		セレナール® ………… 82

前医の診療の批判 …… 167	中枢性鎮咳薬 ………… 153	ニューキノロン系抗菌薬
全身麻酔 ……………… 108	中毒性巨大結腸症 ……… 77	……………………… 51, 52
喘息 …………………… 71	治癒遷延 ……………… 97	尿酸排泄薬 …………… 59
前置胎盤 ……………… 181	腸管出血性大腸炎 ……… 48	尿閉 ……………… 83, 139
先天性股関節脱臼 …… 136	長時間臥床 …………… 109	妊孕性温存 …………… 184
先天性内反足 ………… 136	鎮咳薬 ………………… 153	熱せん妄 ……………… 154
前立腺肥大 …………… 83	鎮痛解熱薬 …………… 71	熱性痙攣 ……………… 160
前腕骨骨折 …………… 141	鎮痛薬 ………………… 95	粘膜下の腫瘤 ………… 84
創 ………………… 134, 143	帝王切開 ……………… 182	脳梗塞 ………………… 86
創傷治癒が遅れる …… 98	低血糖 ……………… 42, 43	脳梗塞急性期 ………… 86
創を消毒してはならない… 97	低ナトリウム血症 …… 117	嚢胞内穿刺 …………… 183
造影CT ………………… 80	テオドール …………… 69	
造影検査 ……………… 74	テオフィリン ………… 155	
造影剤 …………… 73, 79	テオフィリン血中濃度 … 155	**は**
増強 …………………… 67	テトラサイクリン …… 159	バイアスピリン ……… 75
総胆管結石 …………… 93	伝染性単核球症 ……… 34	敗血症性ショック …… 79
掻爬 …………………… 134	点滴	肺動脈血栓塞栓症 …… 109
組織障害 ……………… 97	…… 110, 111, 115, 116, 123	背部痛 ………………… 37
ソセゴン …………… 90, 91	点滴静注胆嚢胆管造影 … 78	麦角剤 ………………… 177
ソセゴン® …………… 93	点滴速度 ……………… 112	発汗 …………………… 30
ソル・コーテフ® …… 82	点鼻薬 ………………… 158	発症間もない糖尿病 …… 41
ゾンデ診 ……………… 175	頭蓋内圧亢進 ………… 91	発熱 …… 30, 131, 152, 160
	統合失調症 …………… 47	パナルジン ………… 58, 75
	疼痛 …………………… 40	バリウム …………… 73, 74
た	糖尿病網膜症 ………… 43	ハルシオン® ………… 82
体位 …………………… 76	導尿 …………………… 139	播種性血管内凝固症候群
胎児仮死 ……………… 181	トーク ………………… 158	……………………… 124
帯状疱疹 ……………… 40	ドグマチール ………… 54	腓骨神経麻痺 ………… 137
大腿骨頸部骨折 ……… 128	徒手整復 ……………… 140	肘内障 ………………… 135
大腸閉塞 ……………… 101	トリックモーション … 145	皮疹 …………………… 40
態度 …………………… 166		非ステロイド系抗炎症薬… 152
大動脈解離 …………… 37		非ステロイド系消炎鎮痛薬
大量腹水 ……………… 96	**な**	……………………… 178
大量輸血 ……………… 122	内視鏡検査 …………… 75	ビタミンD …………… 130
脱臼 …………………… 140	内視鏡検査・治療 …… 75	ビタミンK … 68, 121, 130
脱水 …………………… 162	内診 …………………… 170	ビタミンB_1 ………… 120
タバコ誤飲 …………… 164	なれなれしい話し方 … 166	ビタミンK (VK) 依存因子
タミフル®（オセタミビル）	二次性糖尿病 ………… 41	……………………… 121
……………………… 154	二重結紮 ……………… 99	否定的な言葉 ………… 22
単純性熱性痙攣 ……… 160	ニトログリセリン® …… 82	飛沫感染 ……………… 44
弾性ストッキング …… 109	ニトロール® …………… 82	ピメノール® ………… 82
タンナルビン® ……… 156	ニフレック …………… 101	病的骨折 ……………… 138
チーム医療 …………… 18	入院患者 ……………… 19	ビリルビン高値 ……… 78
チエナム ……………… 114	乳酸アシドーシス …… 120	副腎皮質ステロイド軟膏
		……………………… 172

腹痛	38
腹痛・嘔吐	161
不随意運動	145
ブスコパン®	82, 83
不適切な態度	166
太い動脈	99
プリビナ	158
振る舞い	24
プレドニン®	82
プロスタグランジン（PG）	129
フローセン	182
分娩誘発	181
ベイスン	42
閉塞隅角緑内障	82
ペースメーカー	81
β刺激薬	153
ペリアクチン®	82
ペルサンチン	72
ヘルペス後疼痛	40
ペンタゾシン	93
発作性心房細動	87
ポララミン®	82

ま

マーキング	107
麻疹	44
麻酔	182
麻痺の原因レベル	137
慢性呼吸不全	105
慢性重症貧血	122
ミオシン軽鎖	35
身だしなみ	24
脈拍数の正常な甲状腺機能亢進症	31
メイロン	115, 116
メサフィリン®	82
目線	20
メバロチン	56
メルカゾール	32
免疫障害	70
免疫抑制作用	70
免疫抑制薬	125

モルヒネ	90

や

薬物アレルギー	50
輸血	123
ユリノーム	59
溶血性尿毒症症候群（HUS）	48
腰背部痛	131
腰椎麻酔	149
腰痛	37, 132

ら，わ

ラックビー®	49, 156
卵成分	156
卵巣過剰刺激症候群（OHSS）	174
卵巣癌	183
卵巣機能温存	184
リーゼ®	82
リウマチ	45
リウマトイド因子	45
リスモダン	62
リスモダン®	82
リドカイン	116
利尿薬	174
リピトール	57
両下肢麻痺	137
両側卵巣摘出	184
良性卵巣腫瘍	184
緑内障	53, 62, 82
緑内障発作	33
リンパ節腫大	34
レントゲン	128
レンドルミン®	82
ロペミン®	157
ワーファリン	67, 68, 75, 89, 130
ワーファリンの作用	67
ワソラン	87

●欧文索引

A～G

CO_2ナルコーシス	105
colonary steal syndrome	72
COX-2選択的阻害薬	129
COX-2阻害薬	55
CYP阻害	63
DIC	124
EDTA依存性血小板減少	124
free air	38
Galeazzi骨折	141

H～N

HBV	125
HBVキャリア	125
hCG	174
Helicobacter pylori	124
INR	75
Monteggia骨折	141
MRI	81
NSAIDs	129, 152

P～Z

PT	75
PG合成抑制	55
primary delayed closure	143
PTBD	96
PT-INR値	67
Stanford分類	36
streptococcal toxic shock-like syndrome：TSLS	134
Thompson test	146
TTT	46
Vero毒素産生性の腸炎	48
Volkmann拘縮	142
WPW症候群	87
ZTT	46

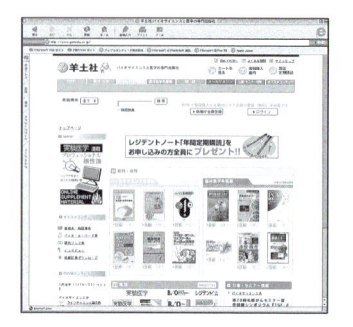

羊土社ホームページ

羊土社ホームページでは，羊土社の書籍情報をお届けするほか，「レジデントノート」「実験医学」の各雑誌のページを開設しています．連載などの掲載内容が一目で分かるほか，最新情報やホームページ連載などを提供しています．

羊土社ホームページから
レジデントノートホームページへ
今すぐアクセス！

ACCESS！ http://www.yodosha.co.jp/

改訂第2版
これだけは知っておきたい医療禁忌
診察・投薬・処置時の禁忌事項の根拠と対策

2004年 2月20日 第1版第1刷発行	監修者	三宅 祥三
2006年 9月25日 第1版第4刷発行	編集者	長田 薫
2007年 3月30日 第2版第1刷発行	発行人	一戸 裕子
2008年 4月10日 第2版第2刷発行	発行所	株式会社 羊 土 社
		〒101-0052
		東京都千代田区神田小川町2-5-1
		TEL　03（5282）1211
		FAX　03（5282）1212
		E-mail　eigyo@yodosha.co.jp
		URL　http://www.yodosha.co.jp/
	装　幀	岩瀬　聡
ISBN 978-4-7581-0624-5	印刷所	奥村印刷 株式会社

本書の複写権・複製権・転載権・翻訳権・データベースへの取り込みおよび送信（送信可能化権を含む）・上映権・譲渡権は，（株）羊土社が保有します．

JCLS ＜（株）日本著作出版管理システム委託出版物＞　本書の無断複写は著作権法上での例外を除き禁じられています．複写される場合は，そのつど事前に（株）日本著作出版管理システム（TEL 03-3817-5670，FAX 03-3815-8199）の許諾を得てください．

大好評の処方集が大改訂！

改訂第3版
薬の処方ハンドブック
一目でわかる処方のスタンダード

編集／奈良信雄

「診療現場ですぐに使える」と大好評の処方集が大改訂．新薬の処方を追加し，ベテラン医師の具体的な処方例がさらに充実！
疾患別，症状別で薬の使い方が一目でわかります．後発医薬品一覧つき．すべての医師必携！

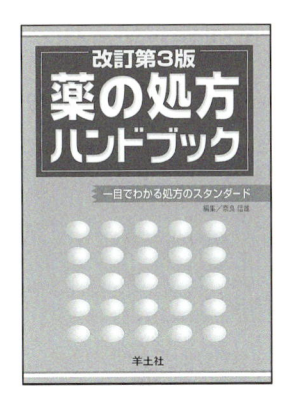

- ☐ 定価（本体 6,600円＋税）
- ☐ B6判　☐ 712頁
- ☐ ISBN978-4-7581-0644-3

医師・研修医・薬剤師に最適！

治療薬・治療指針ポケットマニュアル 2008

監修／梶井英治
編集／小谷和彦，朝井靖彦

日常診療に本当に必要な治療の指針と薬の処方が1冊に！ガイドラインと薬の処方を疾患別に掲載し，大好評！
2008年度は新薬・後発医薬品情報を追加し，サイズも更にハンディに！

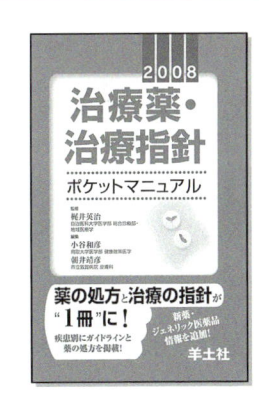

- ☐ 定価（本体 4,300円＋税）
- ☐ A6変型判　☐ 846頁
- ☐ ISBN978-4-7581-0900-0

ご注文は最寄りの書店，または小社営業部まで

発行　羊土社
〒101-0052
東京都千代田区神田小川町2-5-1
TEL 03(5282)1211
E-mail:eigyo@yodosha.co.jp
FAX 03(5282)1212
URL:http://www.yodosha.co.jp/

重要事項をすぐ確認できる 研修チェックノートシリーズ

外科研修チェックノート
書き込み式で研修到達目標が確実に身につく！

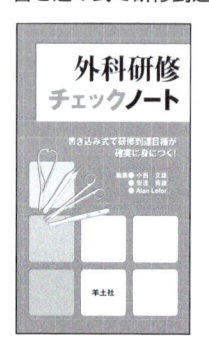

小西 文雄，安達 秀雄，Alan Lefor／編

- 定価（本体 3,600円＋税）
- B6変型判
- 318頁
- ISBN978-4-7581-0571-2

外科研修で経験すべき基本知識と疾患ごとの診療方法を凝縮したポケットブック！幅広い疾患を豊富な図とともに効率よく解説し，チェックシートで重要事項をすぐ確認できる！

消化器内科研修チェックノート
書き込み式で研修到達目標が確実に身につく！
柴田 実／編

- 定価（本体 3,800円＋税）
- B6変型判
- 383頁
- ISBN978-4-7581-0570-5

麻酔科研修チェックノート 改訂第2版
書き込み式で研修到達目標が確実に身につく！
讃岐美智義／著

- 定価（本体 3,200円＋税）
- B6変型判
- 382頁
- ISBN978-4-7581-0568-2

循環器内科研修チェックノート
書き込み式で研修到達目標が確実に身につく！
並木 温／編

- 定価（本体 3,600円＋税）
- B6変型判
- 341頁
- ISBN978-4-7581-0569-9

スーパーローテート 各科研修シリーズ
各科のエッセンスがわかる，診療科別の臨床研修マニュアル！

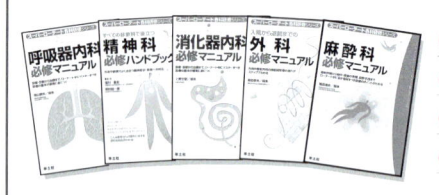

- 初期研修にばっちりマッチした実践的内容
- 診察・診断・治療の基本がすぐ身につく
- 各診療科で学ぶべきエッセンスを凝縮
- 必修科を中心に，各科ごとに1冊ずつ刊行

（全巻B5判 約200頁）

麻酔科必修マニュアル
槇田浩史／編
定価（本体 3,600円＋税）　ISBN978-4-89706-344-7

外科必修マニュアル
森田孝夫／編
定価（本体 3,800円＋税）　ISBN978-4-89706-343-0

精神科必修ハンドブック
堀川直史，野村総一郎／編
定価（本体 3,600円＋税）　ISBN978-4-89706-342-3

消化器内科必修マニュアル
上野文昭／編
定価（本体 3,800円＋税）　ISBN978-4-89706-341-6

呼吸器内科必修マニュアル
樫山鉄矢／編
定価（本体 3,800円＋税）　ISBN978-4-89706-340-9

発行　羊土社

〒101-0052
東京都千代田区神田小川町2-5-1
TEL 03(5282)1211
E-mail:eigyo@yodosha.co.jp

ご注文は最寄りの書店，または小社営業部まで

FAX 03(5282)1212
URL:http://www.yodosha.co.jp/

先輩たちも読んできた手技マニュアルの大定番

臨床研修
イラストレイテッド
Bedside learning Illustrated

1 基本手技［一般処置］ 改訂第3版
奈良信雄／編　定価（本体4,300円＋税）
ISBN978-4-89706-441-3

2 基本手技［救急処置］ 改訂第3版
奈良信雄／編　定価（本体4,200円＋税）
ISBN978-4-89706-442-0

3 基本手技［診察と検査］ 改訂第3版
奈良信雄／編　定価（本体4,700円＋税）
ISBN978-4-89706-443-7

4 循環器系マニュアル 改訂版
比江嶋一昌／編　定価（本体5,400円＋税）
ISBN978-4-89706-444-4

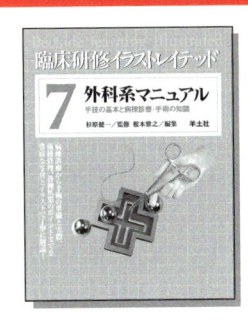

5 消化器系マニュアル 改訂版
久山　泰／編　定価（本体5,400円＋税）
ISBN978-4-89706-445-1

6 呼吸器系マニュアル 改訂版
吉澤靖之／編　定価（本体5,400円＋税）
ISBN978-4-89706-446-8

7 外科系マニュアル
杉原健一／監修、榎本雅之／編　定価（本体5,200円＋税）
ISBN978-4-7581-0634-4

全巻A4変型判

新しいタイプの輸血学のサブテキスト

よくわかる
輸血学

必ず知っておきたい
輸血の基礎知識と検査・治療のポイント

著／大久保光夫，前田平生

**輸血はすべての科に必須の
医療知識です！
チャートで要点が早わかり！**

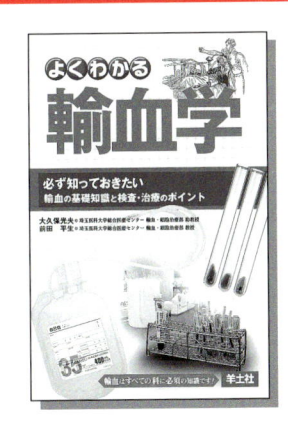

☐ 定価（本体3,800円＋税）　☐ B5判
☐ 158頁　☐ ISBN978-4-89706-692-9

発行　羊土社
〒101-0052
東京都千代田区神田小川町2-5-1
TEL 03(5282)1211
E-mail: eigyo@yodosha.co.jp

ご注文は最寄りの書店、または小社営業部まで
FAX 03(5282)1212
URL: http://www.yodosha.co.jp/

まず これだけマスターすれば，今日から輸液を使いこなせる！

酸塩基平衡、水・電解質が好きになる

簡単なルールと演習問題で輸液をマスター

著／今井裕一

- □ 定価（本体 2,800円＋税） □ A5判 □ 202頁
- □ ISBN978-4-7581-0628-3

ややこしい計算をしなくても，簡単・的確に輸液ができる，目からウロコのルールを伝授します！

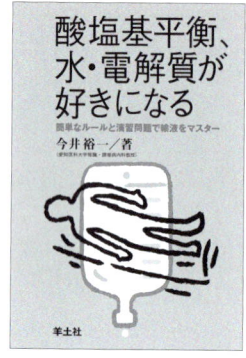

本書の内容
第1部　酸塩基平衡を克服する！
　酸塩基平衡とは何？／腎臓での酸塩基平衡の調節
第2部　水・電解質異常を克服する！
　水とナトリウムバランス／カリウムバランス／カルシウムとリンのバランス
第3部　輸液療法を実践する！

ステロイド薬の処方とコツがわかる！

ステロイド薬の選び方・使い方ハンドブック

編集／山本一彦

どの薬を何錠,何日間？
効果がなかったら？　副作用が出たら？
ステロイド薬の基礎知識と使用の根拠から疾患別の処方とコツまでわかる1冊.付録には商品名,薬価,後発医薬品,会社名がわかるステロイド薬リストを収載！

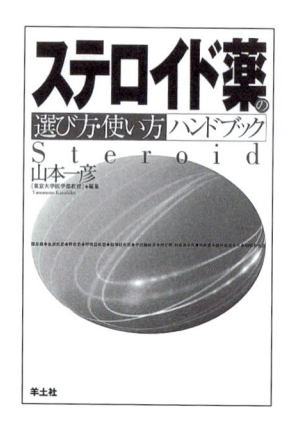

- □ 定価（本体 4,300円＋税）
- □ B6判　□ 333頁
- □ ISBN978-4-7581-0635-1

発行　羊土社
〒101-0052
東京都千代田区神田小川町2-5-1
TEL 03(5282)1211
E-mail: eigyo@yodosha.co.jp
FAX 03(5282)1212
URL: http://www.yodosha.co.jp/

ご注文は最寄りの書店，または小社営業部まで